Vegane Ernährung

Ausdauersport

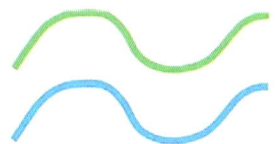

Arnold Wiegand

ROH-VEGAN + SPORT

Vegane Rohkost & Ausdauersport

Impressum

Wiegand, Arnold:

Roh-Vegan + Sport

Vegane Rohkost und Ausdauersport

ISBN   978-3-8423-4561-4

1. Auflage Dezember 2010

Herstellung und Verlag:
Books on Demand GmbH, Norderstedt

ISBN   978-3-8423-4561-4

www.vegan-sport.de

Wichtiger Hinweis

Die Empfehlungen in diesem Buch sind vom Autor sorgfältig geprüft worden. Das Buch ist jedoch nicht dazu gedacht medizinischen Rat oder den Arztbesuch zu ersetzen.

Jede Leserin und jeder Leser ist für ihr/sein eigenes Handeln selbst verantwortlich. Alle Informationen in diesem Buch erfolgen daher ohne jegliche Gewährleistung oder Garantie seitens des Autors. Eine Haftung des Autors für Personen-, Sach- und Vermögens- schäden ist ausgeschlossen.

Die Vegane Rohkost (also der Verzicht auf tierische Lebensmittel) ist nicht automatisch gesund bzw. sie verhindert oder heilt nicht jede Krankheit. Nur wenn man auf die Quantität und Qualität bei der Ernährung unter Berücksichtigung der persönlichen Situation achtet, ist ein Optimum erreichbar.

Die Vegane Ernährung/ Rohkost stellt allerdings eine wesentliche Grundlage für die Gesundheit dar. Zusätzlich wirken aber noch andere Einflussfaktoren auf die Gesundheit wie z.B.: Stress, Lebensstil, körperliche Bewegung (Sport) … . Trotz sorgfältiger inhaltlicher Kontrolle übernimmt der Autor keine Haftung für die Inhalte von Internetseiten die in dem Buch genannt werden, und distanziert sich ausdrücklich von deren Inhalt. Für den Inhalt der Seiten sind ausschließlich deren Betreiber verantwortlich. Sie dienen allein Informationszwecken, ohne dass sich die Leserin/ der Leser auf die Richtigkeit, Vollständigkeit oder Aktualität der Informationen berufen oder verlassen kann.

Weitere und aktuelle Informationen über

Vegane Ernährung/ Rohkost und Ausdauersport, sowie Coaching, Personal Training und Ernährungsberatung

finden Sie unter   **www.vegan-sport.de**

e-mail@vegan-sport.de

Inhalt

Impressum   4

Vorwort   9

Grundlagen über Vegane Rohkost   13

Wettkampferfahrung der letzten Jahre   25

Nährstoffe   71

Nährstofftabellen - Wo ist was drin?   82

Rezepte   121

    Säfte / Smoothies
    Süße Gerichte
    Suppen
    Rohkostbrote
    Gemüsegerichte
    Salatsoßen
    Dips / Aufstriche / Senf
    Kräcker
    Milchsäuregärung bei Gemüse

Funktionelles Bewegungstraining   200

Schlusswort   211

Quellennachweis   212

Danksagung

Ich danke Steffi für ihr Engagement und Unterstützung bei meiner Versorgung mit Getränken und Lebensmitteln in meinen Wettkämpfen. Ebenso für die Aufmunterung in Wettkampfphasen in denen ich ein mentales Tief hatte.
Zusätzlich danke ich für ihre Sorgfalt und ihren Rat bei der Gestaltung und Erstellung dieses Buches.

Vorwort

Zur Entstehungsgeschichte dieses Buches.

Ende 2005 veröffentlichte ich mein erstes Buch über Vegane Ernährung und Ausdauersport. Darin schrieb ich, dass ich in 2006 ein zweites Buch mit veganen Rezepten und weiteren Wettkampferfahrungen veröffentlichen möchte.

Aus 2006 wurde 2010. Was war geschehen?

Durch verschiedene Berichte und Informationen von Veganern, die sich lediglich von Rohkost ernährten bin ich auf die Möglichkeit gestoßen, dass man sich nur von Rohkost ernähren kann und dabei sportlich fit bzw. gesund sein kann. Diese Veganer sahen auch deutlich jünger aus, als sie tatsächlich waren.

Anfang 2006 habe ich meine Ernährung auf Vegane Rohkost umgestellt. Unmittelbar nach der Umstellung fing ich an intensiv zu trainieren, und stellte bei der Umstellung schnell fest, dass

1. mein Energieniveau deutlich höher wurde, und

2. meine Leistungsfähigkeit mindestens genauso - wenn nicht sogar gestiegen ist.

So wurde aus dem Test ganz schnell eine dauerhafte Lebensweise – bis heute. Parallel schaute ich mich nach Informationen über Vegane Rohkost um, die mir und meinem Training dienlich sein könnten.

Gibt es einschlägige Literatur und Rezepte von Ausdauersportlern und Rohköstlern, die meine Wettkampfvorbereitung unterstützen können?
Fehlanzeige!

Gibt es Rohköstler die intensiven Ausdauersport wie z.B. Mehrfach-Ironman machen, und von deren Erfahrungen ich profitieren könnte?
Fehlanzeige! Es gibt keinen.

Also hatte ich eine <u>Pionierleistung</u> zu erbringen und musste meine eigenen Erfahrungen machen. Im Alltag konnte ich einiges ausprobieren und planen, aber im Wettkampf unter Höchstbelastung über 46 Stunden hinweg kann die Realität schon wieder anders aussehen.

Im Laufe der letzten fünf Jahre kamen vielfältige Erfahrungen zusammen, die ich in Form dieses Buches einer breiteren Öffentlichkeit zugänglich machen möchte.

Über den Triathlon-Wettkampf in 2010 – der über die 3-fache Ironman-Distanz ging - habe ich eine DVD produziert. Darin sind mein Training, meine Ernährung, und rund um die Uhr erstellte Wettkampfaufnahmen zu sehen.

Weitere Informationen über die DVD

- am Ende des Buches,
- unter www.vegan-sport.de sowie
- ein Trailer auf YouTube

    www.youtube.com/user/VeganSport#p/u

Auf YouTube sind weitere Videos über meine Wettkämpfe und das Eisschwimmen abrufbar.

Kelkheim/Ts., Dezember 2010

Über mich

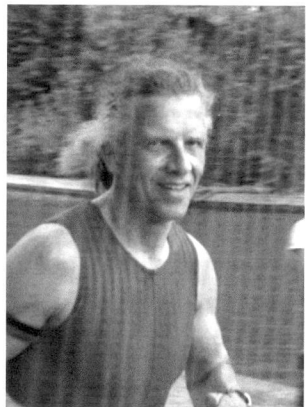

Arnold Wiegand

Jahrgang 1963, 3 Kinder

Weiterbildungen/ Ausbildungen in verschiedenen Methoden um persönliche Entwicklungen bei mir selbst und anderen einzuleiten (z.B. 2-jährige Weiterbildung in emotionaler Arbeit, 2-jährige Ausbildung in systemischer Supervision und Coaching, verschiedene Kommunikationsmodelle – u.a. NLP).

Beruflicher Hintergrund vor dem Wechsel in den Sport:
- Manager-auf-Zeit, u.a. im Personalbereich
- Seminare/Coaching für Führungskräfte, Teamentwicklung

Meine Ernährung

Vegetarisch seit 1990

Vegan seit 2003

Vegane Rohkost seit 2006

Wettkämpfe 2003 - 2010

Schwimmen   5 x 12 Stunden-Schwimmen, bis zu 31 km

2 x Zürichseeschwimmen

(26,4 km – entspricht 30 Leistungskilometern)

1 x Fehmarnbelt, DNF

Laufen   3 x 100 km

1 x 162 km

Triathlon   5 x Ironman,

3,8/180/42,2 km

Bestzeit 11:15 Std.

2 x Doppelte Ironman-Distanz,

7,6/360/84,4 km

Bestzeit 26:49 Std., Platz 14

2 x Dreifache Ironman-Distanz,

11,4/540/126 km

Bestzeit 43:51 Std., Platz 10

www.vegan-sport.de

Grundlagen über Vegane Rohkost

Hintergründe meiner Veganen Rohkost

Es gibt unterschiedliche Richtungen innerhalb der Rohkost. Teilweise werden aufgrund einer dahinter stehenden Philosophie nur Früchte verzehrt, kein Salz, oder dieses und jenes nicht. Ebenso beschränken sich manche in Form der Verarbeitung von Lebensmitteln.

Ich bin kein Anhänger einer dieser Richtungen und distanziere mich ausdrücklich von anderen Rohkost-Richtungen.

Ich schließe bei meiner Ernährung lediglich die pflanzlichen Lebensmittel aus, die am Anfang des Kapitels **Rezepte** erwähnt werden. Diese Lebensmittel verfügen in roher Form über mehr oder weniger viele Giftstoffe.
Salz verwende ich selbstverständlich, da es für den Wasser-Elektrolyt-Haushalt wichtig ist. Durch die Zugabe von Salz schaffe ich einen Ausgleich zum Schwitzen beim Sport.

Ebenso verwenden manche Rohkost-Richtungen eine kompromisslose Wortwahl: nur 100 % Rohkost ist das einzig wahre und wenn man nicht immer konsequent ist, dann wird von Rückfällen gesprochen. So als müsste man ein Gelübde ablegen und bekommt bei Inkonsequenz den Stempel „Versager" aufgedrückt.

Das Essen hat oft genug noch andere Funktionen außer der Ernährung wie zum Beispiel Stresskompensation im Beruf oder Privat. Es ist menschlich, wenn jemand – aus welchen Gründen auch immer – einen kleinen Umweg macht. Auch mit etwas weniger als 100 % Rohkost ist die Ernährung ausgezeichnet.

Ich finde es wichtig eine Gelassenheit beim Herausfinden der optimalen Ernährung zu leben und nicht in ein Schwarz-Weiß-Denken zu verfallen.

Auch bei mir gibt es Erfahrungen in Langstrecken-Wettkämpfen, in denen ich merkte, dass z.B. eine bestimmte Rezeptur eines Rohkostbrotes für mich im Wettkampf noch nicht optimal ist. Beim Triathlon über die 3-fache Ironman-Distanz in 2008 und 2010 bin ich deshalb auf gebackenes Brot umgestiegen, und werde in zukünftigen Wettkämpfen eine neue Rezeptur ausprobieren.

Auch bei mir klappt nicht alles im ersten Anlauf, da ich Neuland betrete. Ich gehe aber konsequent einen pragmatischen Weg. Was schmeckt mir bzw. was braucht mein Körper zum jetzigen Zeitpunkt? Hinzu kommt natürlich noch die jahreszeitliche Verfügbarkeit von Lebensmitteln und vorhandene Rezepte. Für den Alltag ist es dann noch von Bedeutung, wie viel Zeit für die Zubereitung der Mahlzeiten zur Verfügung steht.
Wenn ich mich damit wohl fühle, und ich sportlich leistungsfähig bleibe, dann war es die richtige Lebensmittelauswahl.

Von grundlegender Bedeutung ist für mich und jeden anderen auch die vollständige Abdeckung aller Nährstoffe. Wer Ernährungswissen nicht beachtet oder ignoriert, kommt über kurz oder lang in ein Defizit. Dieses Defizit führt zu einer Mangelerscheinung und/ oder zu einer Kompensation durch nicht rohe Nahrungsmittel.
Weitere Informationen ersehen sie im Kapitel **Nährstoffe**.

Es gibt bei mir keine Dogmen oder Entscheidungen, die mich auf Dauer festlegen. Diese Einstellung ist mir z.B. in meinen Wettkämpfen sehr dienlich. Im Laufe der Jahre veränderte sich die Auswahl der Lebensmittel, die ich im Wettkampf verzehre.

Vegane Rohkost und Ausdauersport ergänzen sich ausgezeichnet. Sport bzw. körperliche Betätigung unterstützen die Funktion des Immunsystems, der körperlichen Leistungsfähigkeit und des psychischen Wohlbefindens.

Niemand braucht soviel Sport zu machen wie ich, um gesund und fit zu sein. Es sollten aber schon mindestens 3 x in der Woche 30 Minuten sein.

Vorteile der Veganen Rohkost

- Die Vitamine bleiben vollständig erhalten. Bei gekochten Lebensmitteln reduziert sich durch das Kochen der Vitamingehalt. Zum Beispiel nimmt der Gehalt an Vitamin C in Gemüse um 35 % beim Kochen, 25 % beim Dämpfen und 20 % beim Dünsten ab. Untersuchungen zu den Verlusten von Beta-Carotin im Gemüse haben gezeigt, dass diese maximal 35 % beim Kochen, Dämpfen oder Dünsten betragen. *Quelle 1   S. 327*

- Enzyme bleiben vollständig erhalten. Beim Kochen reduzieren sich die Enzyme. Diese Enzyme haben eine wichtige Bedeutung bei der Verdauung und der Zellreplikation. Der Körper kann auch mit der verminderten Menge an Enzymen umgehen, doch fällt es ihm mit zunehmendem Alter immer schwerer die Zellerneuerung aufrecht zu erhalten. Durch den Erhalt der Enzyme gelingt es dem Körper leicht die Zellerneuerung durchzuführen. Dies ist wohl eine der Erklärungen, warum Vegane Rohköstler (bei Zufuhr aller notwendigen Nährstoffe) nach vielen Jahren dieser Ernährungsform deutlich jünger aussehen.

- Die Aufnahme der Nährstoffe erfolgt deutlich schneller. Dies zeigt sich durch eine hohe Leistungsfähigkeit bereits nach kurzer Zeit nach dem Essen und einer kurzen Verweildauer der Nahrung im Darm.

- Aminosäuren und Fettsäuren bleiben in der ursprünglichen Form erhalten und werden nicht durch Erhitzung verändert.

Kurzgefasst: mehr Vitamine und Enzyme. Mit Veganer Rohkost werden lebendige und energiereiche Lebensmittel verzehrt. Darüber hinaus hat diese Ernährungsform noch andere positive Auswirkungen.

- Das Leiden z.B. durch Massentierhaltung und das Töten von Tieren wird mit einer Veganen Ernährung überflüssig.

- Die Entscheidung für eine Vegane Ernährung ist aktiver Umweltschutz. Weltweit entstehen durch die Massentierhaltung mehr klimaschädliche Gase - wie z.B. CO_2 - als durch alle Verkehrsmittel (Auto, Flugzeug, Bahn) zusammen.

Vorurteile über die Vegane Rohkost von Befürwortern und von Kritikern.

Vorurteile von Befürwortern

Rohkost ist gesund
Das stimmt zwar.
Doch hilft es nicht weiter, wenn man nur über ein unzureichendes Ernährungswissen verfügt und zu wenig isst, oder nur eine eingeschränkte Auswahl an Lebensmitteln verzehrt. Dies hätte zur Folge, dass dem Körper nicht alle – in der notwendigen Menge – Nährstoffe zugeführt werden.

Abnehmen fällt leicht
Theoretisch ja.
Auch bei Veganer Rohkost muss man auf das achten, was man isst. Die Energiedichte ist deutlich geringer als bei anderen Ernährungsformen, doch kann ein übermäßiger Genuss von Ölen, Avocados, Nüssen, Mandeln sehr wohl zu einem Übergewicht führen. Dies wird verstärkt, wenn kein Sport betrieben wird oder ein Bewegungsmangel vorliegt.

Mit Rohkost friert man
Es gibt Menschen – manche Rohköstler, aber auch „normal Essende" – deren Wärmehaushalt oft nur auf niedrigem Niveau funktioniert. Sie frieren sehr schnell und führen die fehlende Wärme dann durch warme Getränke oder warme Speisen zu. Ich führe dies auf eine geringe sportliche Betätigung und somit geringe Muskulatur zurück.
Durch Ausdauersport wird der Stoffwechsel angeregt, Muskeln wachsen bzw. werden besser durchblutet. Zusätzlich wird der Grundumsatz – also der (Mindest-)Energieverbrauch mit dem alle Lebensfunktionen aufrecht erhalten werden – gesteigert und erzeugt im eigenen Körper vermehrt Wärme.
Seit meiner Umstellung von Vegan auf Vegane Rohkost habe ich keine Veränderung in meinem Wärmehaushalt festgestellt. Ich ziehe mich nicht wärmer an und laufe auch weiterhin dünn und kurz bekleidet bei niedrigen Temperaturen lange Strecken.

Es gibt bei mir nur eine Situation, bei der ich friere: beim Eisschwimmen.

Vegane Rohkost ist für jeden gut

Ob dies richtig ist, weiß ich nicht.

Möglicherweise muss sich der Verdauungstrakt über einen kurzen oder längeren Zeitraum von der bisherigen Ernährung erholen (zum Beispiel wegen zu geringer Magensäure), um Vegane Rohkost optimal zu verarbeiten.

Bis dahin kann es sinnvoll sein, den Anteil an Rohkost nur langsam zu erhöhen.

Um Vitamin B$_{12}$ braucht man sich nicht kümmern

Manche Rohköstler vertreten die Meinung, dass man sich um dieses Vitamin nicht zu kümmern braucht. Entweder es wird im menschlichen Darm von Bakterien produziert, oder der Bedarf wird durch den Verzehr von Wildkräutern gedeckt.

Nach dem jetzigen Stand ist es nicht hinreichend geklärt, ob der menschliche Darm das Vitamin produzieren und aufnehmen kann. Möglicherweise liegen Vorschäden vor – die Wenigsten ernähren sich von Geburt an von Veganer Rohkost.

Es gibt lediglich einige Pflanzen die Spuren des Vitamin B$_{12}$ enthalten. Zur Deckung des Bedarfs sind sie nicht geeignet.

Vorurteile von Kritikern

Vegane Rohkost ist eine Mangelernährung und mit Muskelschwund und Abmagerung verbunden.

Wie bei jeder anderen Ernährungsform gilt bei der Veganen Rohkost auch: ein Zuviel oder ein Zuwenig an Nährstoffen kann zu einem Mangel oder ernährungsbedingten Erkrankungen führen. Davor schützt das Aneignen von Wissen über Ernährung und das konsequente Umsetzen.

Bei Veganer Rohkost ist man körperlich nicht leistungsfähig

Bei richtiger Auswahl des Essens und einem passenden Training ist man sehr wohl leistungsfähig. Ich denke, ein Blick auf meine Wettkampfliste oder meine DVD dürfte genügen.

Ich bin kein Einzelfall, es gibt noch andere Sportler, die sich mit Veganer Rohkost ernähren.

Mangel an Omega-3-Fettsäuren

Bei Veganer Rohkost ist ein Mangel nur dann vorhanden, wenn man die folgenden Pflanzen und deren Öle <u>nicht</u> verzehrt: Chiasamen/-öl, Leinsamen/-öl, Speisehanf/-ol, Walnuss/-öl, Rapsöl, Sojaöl.

Mangel an Eiweiß

Wenn man nicht genug Pflanzen mit hohem Eiweißanteil isst, hat man einen Mangelzustand. Ist aber ein ausreichendes Ernährungswissen und eine konsequente Ernährungsweise vorhanden, besteht kein Grund zur Sorge. Gekeimte Linsen zum Beispiel schmecken ausgezeichnet und verfügen über 23,5 % Eiweiß. Mandeln enthalten 18,7 % Eiweiß.

Tierische Produkte sind da keineswegs besser: Ein Schweinekotlett enthält nur 20 %, ein Hammelkotlett nur 14,9 %, ein Filet vom Rind 19,2 % und ein Karpfen nur 18 % Eiweiß.

Mangel an Vitamin D

Als pflanzliche Quelle für Vitamin D kommen nur Pilze in Betracht. Der Verzehr allein genügt allerdings nicht, um den Bedarf zu decken. Im Sommer reicht es aus sich 15 Minuten in der Sonne aufzuhalten, damit genug Vitamin D im Körper produziert wird. Im Winter muss der Aufenthalt draußen um einiges länger sein.

Mangel an L-Carnitin

L-Carnitin ist eine vitaminähnliche Substanz und hat eine hohe Bedeutung im Energiestoffwechsel. Es wird entweder durch den Verzehr von Fleisch zugeführt, oder im eigenen Körper aus den Aminosäuren Methionin und Lysin selbst gebildet. Durch den Verzehr von Pflanzen mit einem hohen Eiweißanteil ist somit die Grundlage für eine gute Versorgung mit L-Carnitin vorhanden.

Welche Bereiche verdienen eine besondere Aufmerksamkeit in der Ernährung?

Kein Bereich der Ernährung sollte vernachlässigt werden. Am ehesten werden folgende Nährstoffe bei der Ernährung nicht beachtet. Die Mengenangaben der Nährstoffe von den einzelnen pflanzlichen Lebensmitteln sind im Kapitel **Nährstoffe** aufgeführt.

Zink   Mohn (gekeimt, gemahlen), Sesam (gekeimt),
Kürbiskerne, Sonnenblumenkerne

Eisen   Mohn (gekeimt, gemahlen), Sesam (gekeimt),
Kürbiskerne, Braunalge, Löwenzahn

Jod   Algen: Nori, Kelp, Wakame, Dulse, ...

Fluor   Walnuss, Ingwer, Champignon

Vitamin A ist nur in tierischen Nahrungsmitteln enthalten. Die Vorstufe von Vitamin A – Beta-Carotin – ist u.a. in folgenden pflanzlichen Lebensmitteln enthalten: Karotten, Kürbis, Aprikosen, Mangos, Spinat, Brokkoli, Löwenzahn, Endivien.
Da Beta-Carotin schlechter als Vitamin A aufgenommen wird und die Kapazität zur Umwandlung in Vitamin A begrenzt ist, muss mehr Beta-Carotin mit der Nahrung verzehrt werden, um den Bedarf zu decken. Zum Beispiel durch 16 g Karotten oder 100 g Brokkoli täglich bei einem Erwachsenen.

An der Stelle ein eindringlicher Hinweis

Egal mit welcher Ernährungsform Sie sich ernähren, es ist sehr wichtig, dass Sie sich mit Lebensmitteln und deren Nährstoffe beschäftigen.

Die Versorgung mit den notwendigen Nährstoffen muss immer gewährleistet sein!

Ansonsten entsteht eine Mangelernährung mit entsprechenden gesundheitlichen Auswirkungen.

Sollte zum Beispiel   - der Körper abgemagert aussehen

                         - die Leistungsfähigkeit sinken

                         - Trägheit/Mattigkeit zunehmen

ist dies ein Anlass die Ernährung <u>sofort</u> zu verändern bzw. ärztlichen Rat oder Unterstützung bei einem Ernährungsberater einzuholen.
Es ist keinem gedient, sich scheinbar gesund mit Veganer Rohkost zu ernähren, während ein körperlicher Verfall fortschreitet. Es gibt keinen Grund darauf stolz zu sein, wie tapfer man doch durchhält. Damit gewinnt man keinen Preis, es könnte vielmehr ein Hinweis auf eine eventuell behandlungsbedürftige Essstörung sein.

Ich habe sehr oft festgestellt, dass bei der Entscheidung für Vegane Rohkost (so wie bei vielen anderen Ernährungsformen auch) dem grundlegenden Ernährungswissen nicht genug Beachtung geschenkt wird.
Dem möchte ich mit meinem Buch Abhilfe schaffen.

Drei Beispiele einer verbesserungswürdigen Ernährung mit Veganer Rohkost:

Fall 1:
Eine junge Frau erbittet Hilfe in einem Internet-Forum beim Muskelaufbau. Sie trainiert viel, hat Untergewicht, und sie beharrt auf ihrem Standpunkt, dass ihre Ernährung optimal ist. Auf Nachfrage teilt sie mit, was sie isst.
<u>Fehlerquelle:</u> Sie isst zu wenig (Kalorien), und zu wenig Lebensmittel, die Eiweiß enthalten.

Fall 2:
Ein Mann mittleren Alters wird von seinem Umfeld auf sein äußerst geringes Körpergewicht angesprochen.
<u>Fehlerquelle:</u> Er isst zu wenig (Kalorien) und nicht vielfältig genug. Er verfügt über kein Ernährungswissen.

Fall 3:
Eine Frau spricht mich auf einer Veranstaltung an: Ist es normal, dass Rohköstler unter Zahnausfall leiden?
Fehlerquelle: Bei einer eingeschränkten Lebensmittelauswahl (wie z.B. nur Obst) bekommt der Körper nicht genug Mineralien. Nach kurzer Zeit zeigt der Körper das Defizit. Zusätzlich verfügt sie über ein unzureichendes Ernährungswissen.

Bei der „normalen" Ernährung geht der Gesetzgeber bzw. die Nahrungsmittelhersteller davon aus, dass die Bevölkerung Nährstoffdefizite haben. Deshalb werden zum Beispiel Salz mit Jod und Fluor und Margarine mit Vitaminen angereichert.
Quelle 2

Die Gefahr einer Mangelernährung besteht also unabhängig von der Ernährungsform und kann nur durch umfangreiches Ernährungswissen und konsequentes Handeln verhindert werden.

Hintergründe über Rohkost aus wissenschaftlicher Sicht

Entnommen aus: Rohkost Historische, therapeutische und theoretische Aspekte einer alternativen Ernährungsform, 2006
Dr.oec.troph. Edmund Semler, Justus-Liebig-Universität Gießen

Konstitution, Bewegung und Verdauungskraft sind Faktoren, die das langfristig gesehen erfolgreiche Umsetzen einer reinen Rohkost-Ernährung entscheidend mitbestimmen. *S.151*

Rohkosttherapie ist eine bei chronischen Erkrankungen äußerst wirksame, an den Ursachen von Krankheiten angreifende Form therapeutischen Handelns. *S.161*

„Es ist jedoch in weiten Teilen der Bevölkerung und auch in medizinischen Kreisen kaum bekannt, dass eine rohkostreiche vollwertige Diät oder ausschließliche Rohkost-Diät bei verschiedenen Krankheiten – wie von vielen Ärzten bezeugt – heilende Wirkungen zu entfalten vermag." *S.167*
Auszug der Indikationen für Rohkost: Rheumatische Erkrankungen, Hautkrankheiten, Übergewicht, Herz-Kreislauf-Erkrankungen, Diabetes mellitus Typ II, Magen-Darm-Krankheiten
Tabelle S.212

Rohkost hat einen hohen Sättigungswert, geringen Energiegehalt bei großem Volumen einzelner Speisen und hat eine gute Bekömmlichkeit bei länger dauernder Durchführung.

Aktive Wirkungen der Rohkost   *S.221*

- Einfluss auf den Säure-Basen-Haushalt
Die günstige Wirkung der Rohkost ist auf ihre basische Wirkung zurückzuführen. Die übliche Ernährung verursacht durch das tierische Eiweiß einen Säureüberschuss, der über die Nieren ausgeschieden werden muss. Da die Fähigkeit der Nieren zur Säureausscheidung mit steigendem Alter abnimmt, führt die Beibehaltung einer säurelastigen Ernährung zu einer latenten Azidose (Säureüberschuss/ Störung des Säure-Basen-Haushaltes und ein absinken des pH-Wertes des Blutes auf unter 7,35).
Studienergebnisse belegen, dass eine ernährungsbedingte Azidose ein Faktor bei der Entstehung von Osteoporose und anderer chronischer Krankheiten ist. *S.223*

- Einfluss auf die Darmflora
Die Ernährung nimmt einen hohen Stellenwert bei Störungen der Darmflora ein. Bei pflanzlicher Rohkost ist das innere des Darms sauerstoffarm bzw. -frei, während bei vorwiegend gekochter Nahrung Sauerstoff nachweisbar ist. Dieses sauerstoffreiche Milieu ermöglicht krankmachenden Keimen ein gutes Wachstum. *S.234*

- Einfluss auf den Antioxidantienstatus
Viele Krankheiten treten parallel mit der Entgleisung des Radikalstoffwechsels auf. Obst und Gemüse verfügen in rohem Zustand über sehr viele Antioxidantien (verhindern die Oxidation empfindlicher Moleküle, und wirken meistens als Radikalfänger) und sind somit zur Prävention bestens geeignet. *S.236*

- Einfluss auf den Wasser- und Kochsalzhaushalt
Beim Verzehr von reiner Rohkost wird üblicherweise wenig Kochsalz aufgenommen. Dies führt bei der Umstellung auf Rohkost zu einer Ausscheidung von Wassereinlagerungen und somit einer Reduzierung des Körpergewichts. *S.237*

Passive Wirkungen der Rohkost

- Einfluss auf die Kapillarfunktion
Tierisches Protein führt durch eine erhöhte Proteinspeicherung zu einer Erweiterung des Kapillarsystems. Ein Hämatokritwert über 42 ist ein Indikator für das Vorliegen einer erhöhten/ krankmachenden Proteinspeicherung. Dies begünstigt die Entstehung von Diabetes Typ II, Herz-Kreislauf-Erkrankungen und Rheuma. *S.239ff*

- Einfluss auf die Blutlipide
Mehrere Studien haben gezeigt, dass Gemüse und Obst die Blutfette senkt. Die in pflanzlicher Nahrung enthaltenen Ballaststoffe haben eine cholesterinsenkende Wirkung. Die nachhaltige Wirkung wird allerdings nur bei täglichem Verzehr erreicht. *S.248*

- Entzündungshemmende Wirkung
Eine gute entzündungshemmende Wirkung haben Karotten, Weintrauben, Erdbeeren, Tomaten, Äpfel, Pflaumen, Blumenkohl und Johannisbeeren. Dieser Effekt beruht zum einen auf dem

Gehalt an Antioxidantien, Salicylsäure, Sulfiden und Flavonoiden in Obst und Gemüse, zum anderen darauf, dass es sich bei der Rohkost um eine äußerst arachidonsäurearme (ungesättigte Fettsäure, die in Pflanzen nicht vorkommt) Kostform handelt.
S. 249

Fazit

„Die langfristigen Auswirkungen einer Rohkost-Ernährung sind wissenschaftlich kaum erforscht."
„Neuere Studien zur Rohkost-Ernährung haben gezeigt, dass es bezüglich Eisen, Protein, Zink, Jod, Kalzium und Vitamin B_{12} zu einer unzureichenden Zufuhr kommen kann." *S. 394f*

„Speziell bei Rohkostformen mit hohem Obstanteil und restriktiver Nahrungsmittelauswahl gelingt es vielen Rohköstlern nicht, die erforderliche Menge an Nahrungsenergie aufzunehmen." *S. 399*

„Die Praxis in Rohköstlerkreisen zeigt, dass es zum einen Personen gibt, die mit stark betonter oder ausschließlicher Rohkost-Ernährung auf Dauer gut zurecht kommen und keine der aufgezählten Probleme haben, also auch normalgewichtig sind.

Zum anderen gibt es aber einen deutlich größeren Anteil an Personen, bei welchen reine Rohkost langfristig einige gesundheitliche Probleme nach sich zieht. Dies hängt mit einer ungünstigen Zusammensetzung der Nahrung (v.a. zu hoher Obstanteil) und mit individuellen Faktoren zusammen. Einer dieser Faktoren ist die individuell unterschiedliche Anpassungsfähigkeit des Verdauungstraktes an die Rohkost.

Von wissenschaftlicher Seite müsste im Detail geklärt werden, warum oder unter welchen Bedingungen manche Personen längere Zeit ohne Probleme die Rohkost-Ernährung praktizieren können und andere wiederum nicht." *S. 393, 394*

www.vegan-sport.de

Wettkämpfe 2006

Mein erster Wettkampf in diesem Jahr sollte ein 24-Stunden-Lauf im April sein.
Bedingt durch einen Sturz bei Glatteis im Januar und einem dadurch verursachten Knöchelbruch musste ich den Wettkampf leider absagen.

23. Juli 2006   Ironman, Frankfurt   12:28 Stunden

Schwimmen   3,8 km
Radfahren   180 km
Laufen   42,2 km

Durch den Knöchelbruch fing ich erst im März mit meinem Training an. Die Vorbereitungszeit verlief normal und so hatte ich ein gutes Gefühl für die Wettkampfteilnahme.

Das Schwimmen fiel mir leicht, und der Beginn des Radfahrens war sehr gut. Nach ca. 20 km begann es stark zu regnen, was den Rollwiderstand deutlich erhöhte und somit das Tempo reduzierte. Einige Kilometer weiter hatte ich leider an meinem Hinterrad einen Platten.
Die Ursache finden (ein kleiner Stein steckte noch im Mantel) und den Schlauch wechseln, musste ich bei strömendem Regen erledigen. Während der Reparatur rauschten die anderen Teilnehmer vorbei, was sich deutlich auf meine Motivation auswirkte. Der Regen hielt noch länger an, weshalb die Zeit des Radfahrens nicht sonderlich gut war.

Während dem Laufen machte ich ab und zu Gehpausen und erreichte das Ziel nach 12:28 Stunden.

05. August 2006   Fehmarnbeltschwimmen, Fehmarn
Luftlinie 21 km

Ich hatte mich entschieden, in diesem Sommer den Fehmarnbelt zu durchschwimmen.

Los ging es für mich in der Nacht um 2 Uhr. Der Kutter brachte mich vom Hafen Burgstaaken um Fehmarn herum nach Dänemark. Um 4:30 Uhr fettete ich mich mit Vaseline als Kälteschutz ein und wurde vom Beiboot an den Strand gebracht. Um 5 Uhr und einer Wassertemperatur von 21 Grad startete ich. Nach 3 Stunden nahm der Wellengang und der Wind zu. Jede Stunde ließ ich mir Essen und Getränke reichen.

Durch ein - für meine Verhältnisse - hohes Tempo war es zur Hälfte der Strecke absehbar, dass ich die zweitbeste jemals geschwommene Zeit unterbieten würde. Es waren noch etwa 3 km zu schwimmen, und ich konnte die Uferböschung schon deutlich erkennen. Doch dann kam eine massive Strömung von der Seite auf. Sie war so stark, dass ich keinen Meter weiterkam und abgetrieben wurde. Auch das Schwimmen mit der Strömung, um noch an die letzte Inselspitze zu kommen, brachte nichts. Es war klar, dass ich das Ufer nicht erreichen und ins offene Meer abgetrieben würde. An der Stelle brach ich das Schwimmen ab und kletterte in das Begleitboot.

Der Fehmarnbelt ist für solche spontan aufkommenden starken Strömungen bekannt. Ein Jahr zuvor schwamm eine Schwimmerin einen Schnitt von 3,9 km/Stunde. Doch dann kam eine Gegenströmung von 3,6 km/Std. – d.h. sie schwamm 3 Stunden (und dann brach sie ab, da eine Strömungsänderung nicht absehbar war) und kam gerade mal 900 m voran.

In Bezug auf mein Wohlfühlen und die Leistung war es die beste und schönste sportliche Erfahrung, die ich bisher gemacht habe. Ich schwamm 27 km in 7:30 Stunden. Der Schnitt von 3,6 km übertraf sogar das Tempo beim Ironman zwei Wochen zuvor deutlich (3,2 km/Std.). Und das bei 27 km und stundenlangem Wellengang von bis zu einem Meter. Zusätzlich entstanden noch hohe Wellen durch den starken Schiffsverkehr bzw. die parallel verlaufende Fährverbindung nach Dänemark. Es lief einfach perfekt.

Das Wasser hatte eine Temperatur von 21 Grad. Als ich nach dem Abbruch wieder auf dem Kutter war, habe ich nicht gefroren, keine Gänsehaut und keine blauen Lippen gehabt. Auch am nächsten Tag spürte ich keine Verspannung. Bis auf die etwas festen Waden war mein Körper total locker und entspannt.

Bisher habe ich so etwas nicht für möglich gehalten: in einer Situation zwei intensive gegensätzliche Gefühle zu erleben. Beim Schwimmen erlebte ich die pure Freude. Gleichzeitig erlebte ich große Trauer darüber, dass die Natur mir am Ende ein unüberwindbares Hindernis hingestellt hat.

28

Wettkämpfe 2007

25. Februar 2007   12-Stunden-Schwimmen
Hallenbad Zürich, 30,2 km

Die Wettkampfsaison 2007 startete ich mit einem 12-Stunden-Schwimmen in Zürich.

Insgesamt nahmen 19 Einzelschwimmer und 6 Staffeln daran teil. Das Hallenbad hat eine 50 m Bahn und für den Wettkampf wurden drei Bahnen reserviert.

Der Start war um 8 Uhr und dann konnte jeder so viel schwimmen wie er wollte (bis 20 Uhr). Meine Verpflegung deponierte ich am Beckenrand. An dem Tag nahm ich 15 Bananen zu mir, trank zwei Liter Maltodextrin (flüssige Kohlenhydrate) und einen Liter Wasser.

Mit meinen 43 Jahren schwamm ich bei den Masters. Ca. 8,5 Stunden führte ich in der Kategorie, doch bei Kilometer 23 hatte ich eine Motivationskrise, was sich auch auf das Tempo auswirkte. Ich schwamm einfach weiter und nach einiger Zeit hellte sich meine Stimmung deutlich auf.
Das Endergebnis war für mich 30,2 km und Platz 2 bei den Masters. Ein Sieg wäre natürlich das i-Tüpfelchen gewesen, aber was soll's - ich habe die 30-km-Grenze überschritten und schwamm 4 km mehr als bei diesem Wettkampf vor zwei Jahren.

7.-8. Juni 2007   2-fach Ironman
Moosburg, Österreich, 32:30 Stunden

Schwimmen   7,6 km
Radfahren   360 km
Laufen   84,2 km

Bei Kilometer 150

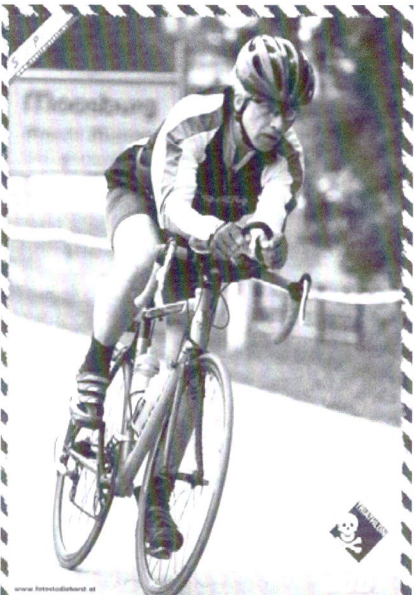

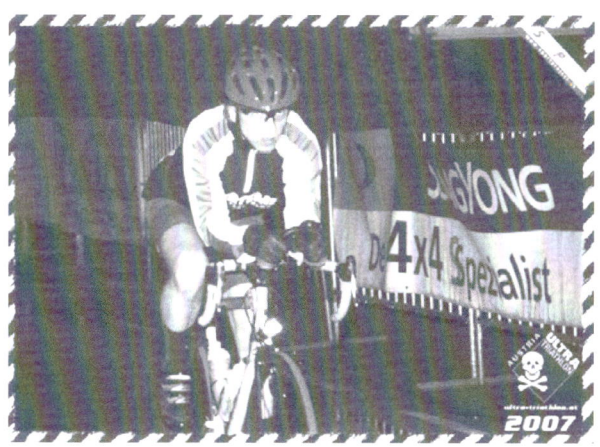

Mitten in der Nacht bei Kilometer 300

Da ich an einem Wettkampf teilnehmen wollte, der über die Ironmandistanz hinausgeht, hatte ich mich für den 2-fach-Ironman in Moosburg bei Klagenfurt entschieden. Der Start war am Donnerstag um 7 Uhr in einem kleinen See.

Das Schwimmen lief perfekt. Ab der vierten Runde (14 x 542 m) überrundete ich regelmäßig andere Schwimmer.

Die Radstrecke war ein Rundkurs von 6 km und hat laut Veranstalter eine Höhendifferenz von 25 m pro Runde. Wie diese Zahl zustande kam ist mir unklar, es war - genauso wie die Laufstrecke - mindestens das Doppelte (eher das Dreifache).

Schon nach kurzer Zeit fing es zu regnen an, und nach ca. drei Stunden (bzw. für den Rest der Radstrecke) regnete es so stark, dass ich komplett durchnässt war. Irgendwann machten sich Rückenschmerzen bemerkbar und ich entschied mich nach 290 km, der Regen hatte aufgehört, eine Pause zu machen (Essen, trockene Kleidung, Rückenentspannungsübungen).

Das mit der trockenen Kleidung hätte ich mir sparen können. Zehn Minuten später sah ich wieder so aus, als wäre ich in den Radklamotten geschwommen. Die Radstrecke führte größtenteils über eine praktisch unbeleuchtete Landstraße und einige hatten das Pech bei Regen und Dunkelheit mit ihrer Stirnlampe einen Platten beheben zu müssen. Davon bin ich glücklicherweise verschont worden.

Gegen 1 Uhr begann ich zu laufen, wobei ich leider nach kurzer Zeit merkte, dass meine Beine keineswegs die Leistung bereitstellen wollten, wie ich es geplant hatte. Also machte ich regelmäßig Gehpausen.

Um 5 Uhr legte ich mich für ca. 1 Stunde ins Zelt schlafen. Als die Sonne aufging, waren die Wolken weg und es wurde für den Rest des Laufes sehr heiß.

Theorie und Praxis können sich halt bei einem Wettkampf unterscheiden. Für die 452 km hatte ich mit 26 Stunden gerechnet, doch leider wurden es 32 Stunden.

Keine Zeit zum Jubeln - allerdings bin ich froh bei diesen Umständen durchgehalten und bis auf die schweren Beine in einer guten Verfassung gefinisht zu haben.

www.vegan-sport.de

16. Juni 2007   Dover Harbour Swim

Am Start waren 50 Teilnehmer, davon fast die Hälfte Frauen. Der Rundkurs hatte eine Länge von 1,6 km und verlief um 4 Bojen. Der Wettkampf erstreckte sich auf nein Runden.

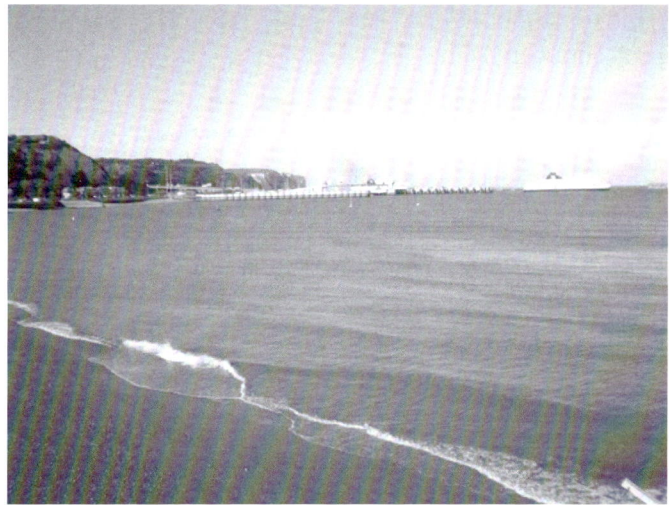

Der Hafen von Dover

Bei leichtem Seegang und abklingendem Regen war der Start um kurz nach 9 Uhr. Als Kälteschutz fettete ich mich ebenso wie die meisten SchwimmerInnen mit Vaseline ein.

Schon nach ca. 2 km nahm ich bei mir eine Auskühlung wahr. Mein linker Daumen und 3 Zehen waren nicht zu spüren. Ich war total überrascht, dass die Auskühlung so schnell stattfand.
Noch bevor ich 4 km erreichte, hatte ich das Gefühl wie gegen eine unsichtbare Wand zu schwimmen.
Mein Tempo reduzierte sich drastisch und ich empfand dies als ein zusätzliches Warnsignal, das Schwimmen wegen Auskühlung zu beenden.

Warum mein Körper an diesem Tag so schnell Wärme verlor, ist mir absolut unklar.
Wenn die erwartete Wassertemperatur bei 10 Grad Celsius gelegen hätte, könnte ich das noch verstehen.

Aber nein, sie lag bei 15 Grad. Somit lag die Temperatur 3 Grad über der Temperatur, bei der viele meiner Trainings stattfanden (ohne Neoprenanzug, ohne Vaseline).

Gezieltes Kältetraining mache ich seit 2005.

Im Winter setze ich mich regelmäßig in ein 300 Liter Regenfass hinterm Haus. Auch wenn ich erst das Eis zerhacken muss (maximal 12 Minuten).

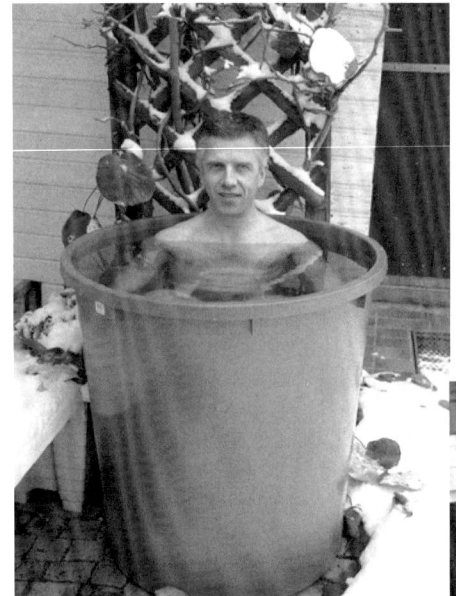

Winter 2005/2006

Winter 2006/2007

Im März/ April geht es dann raus in Seen.
Vor Ostern war ich eine Woche auf einem Seminar am Chiemsee. Dort schwamm ich täglich bei 5,5 Grad bis zu 15 Minuten (ohne Neoprenanzug, ohne Vaseline).

Wenn die Seen wärmer werden, gehe ich mehrfach in der Woche in die Kältekammer einer Sauna. Dort sitze ich über 30 Minuten bei -11 Grad.

Zwischen 1 und 4 km schwamm ich bei 12-18 Grad und hatte nicht mal ansatzweise die Auskühlungserscheinungen und Leistungseinbußen wie in Dover. Obwohl ich bei den Trainings Neo und Vaseline nicht verwendete.

Den Wettkampf sehe ich noch in einem anderen Zusammenhang. Ich hatte für mich vor dem Schwimmen die klare Ansage gemacht: Wenn ich in einer guten Verfassung ankomme, gehe ich den Ärmelkanal an.

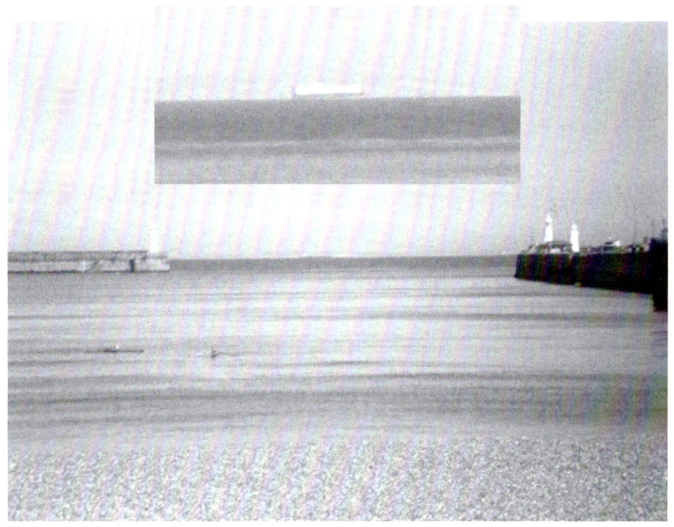

*Frankreich ist bei gutem Wetter
klar zu erkennen*

Da das Schwimmen schon bei 4 km endete, ist für mich klar, entweder sollte ich das Thema Ärmelkanal komplett streichen, oder ich muss grundlegende Dinge ändern.

Schneller schwimmen, fetter werden (momentan habe ich einen Körperfettanteil von 9 %), oder die Zeit ist erst in einigen Jahren reif, … .

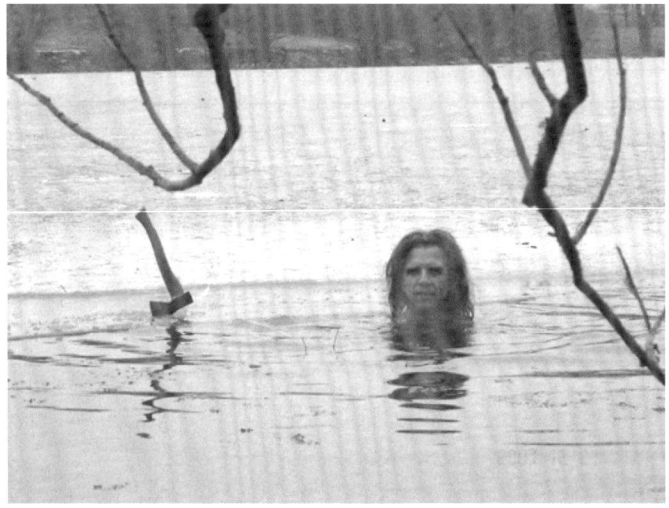

Kaltwassertraining im Winter 2007 / 2008

In den folgenden Jahren setzte ich mein Kaltwassertraining in Seen fort. Von einigen Schwimmausflügen im Winter habe ich Videos erstellt, und unter YouTube veröffentlicht:

http://www.youtube.com/user/VeganSport#p/u
oder auf meiner Site www.vegan-sport.de den entsprechenden Link anklicken.

01. Juli 2007   Ironman, Frankfurt   11:38 Stunden

Schwimmen   3,8 km
Radfahren   180 km
Laufen   42,2 km

Schwimmen 1:06 Std.
Bis auf einige Tritte, die ich an den Wendebojen erhalten habe, hat mir das Schwimmen sehr viel Spaß gemacht.

Radfahren 5:40 Std.
Die erste Runde war sehr flott. Bei der zweiten konnte ich das Tempo nicht ganz halten.

Laufen 4:35 Std.
Das war der erste Lauf, bei dem ich erst ab Kilometer 30 Gehpausen machte. Sonst hatte ich schon am Anfang schwere Beine.
Bis auf die Gehpausen auf den letzten 12 km fühlte ich mich richtig wohl.
Der Wettkampf hat mir richtig Spaß gemacht.

Der 2-fach Ironman 3 Wochen zuvor war anscheinend für mich passend, da ich im Vergleich zu meiner besten IM-Zeit beim diesjährigen Ironman 42 Minuten schneller war.

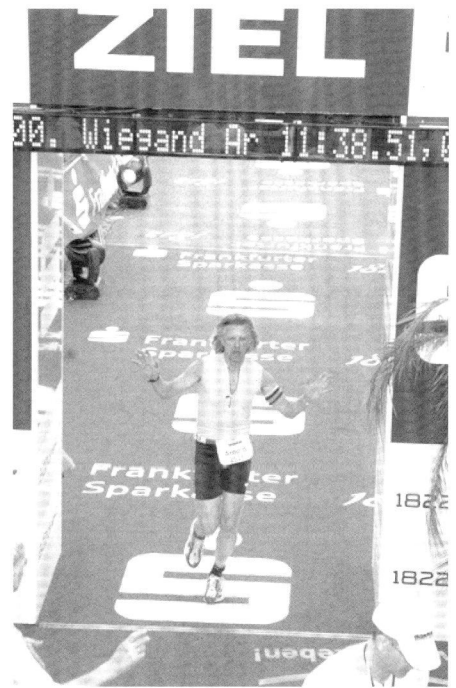

Ziel beim Ironman

05. August 2007   Zürichseeschwimmen   26,4 km

Nach der sehr positiven Wettkampferfahrung aus dem Jahr 2005 wollte ich in diesem Jahr erneut den Zürichsee durchschwimmen.
Während der Vorbereitung entschloss ich mich ein Experiment zu wagen. Vor Langstreckenschwimmen schwamm ich in den Wochen vor dem Wettkampf 3 x 10 km. Diesmal verzichtete ich darauf und schwamm maximal 3 Kilometer morgens und abends.
Aufgrund des niedrigen Tempos in der zweiten Hälfte der Strecke kann ich das Experiment als gescheitert bezeichnen.

Der Start war um 7 Uhr in Rapperswil. Noch war der See spiegelglatt und die Wassertemperatur betrug 20 Grad. An dem Wettkampf beteiligten sich SchwimmerInnen aus 19 Nationen (36 Einzelschwimmer und 23 Teams. Davon kamen 7 Einzelschwimmer und 3 Teams im Ziel in Zürich nicht an).

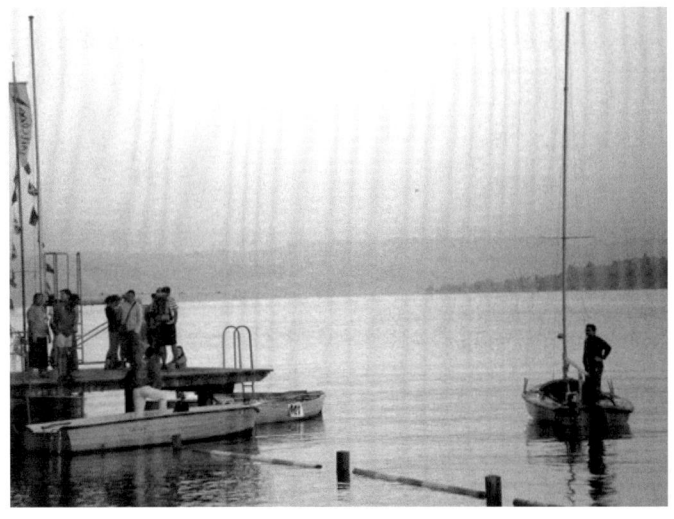

Der Startbereich:
bis zur ersten Seebiegung sind es ca. 6 km.
Und dann noch über 20 km bis Zürich …

Jeder Schwimmer wurde von einem Boot begleitet, um die Sicherheit zu gewährleisten und den Schwimmer mit Essen und Getränken zur versorgen.

Mich begleitete ein Ruderboot. Doch leider hatte ich den Eindruck, dass die beiden Ruderer sich mit dem Kurshalten auf der kürzesten Strecke schwer taten.

Ich entschloss mich, dies selbst in die Hand zu nehmen, ungefähr alle 5 Kraulzüge einen Blick nach vorne zu richten und eventuell eine Kurskorrektur vorzunehmen.

Vor dem Schwimmen fettete ich mich als Schutz gegen Auskühlung mit Vaseline ein. Während des Wettkampfes ist die wasserfeste Eigenschaft sehr gut.

Doch nach dem Wettkampf den Inhalt einer Dose Vaseline wieder abzukriegen, ist sehr schwierig. Auch mit Hilfe von Spülmittel und langem und wiederholtem Duschen perlte das Wasser an meiner Haut ab wie bei einem frisch gewachsten Auto.

In den ersten vier Stunden ließ ich mir einen Becher Maltodextrin (flüssige Kohlenhydrate) reichen und trank diesen Becher in einem Schluck leer. Erstens wollte ich keine Zeit verlieren und zweitens ist es sehr unbequem mit einer Hand den Becher zu halten und mit der anderen Hand zu paddeln, um über Wasser zu bleiben (Das Festhalten am Boot hätte zu einer Disqualifizierung geführt). Danach trank ich jede halbe Stunde einen Becher.

Magnesium vor dem Start und als Zugabe zu dem Maltodextrin, sowie das „Ausschütteln" der Beine wenn eine Verspannung spürbar war, führten dazu, dass ich von Beinkrämpfen diesmal verschont wurde.

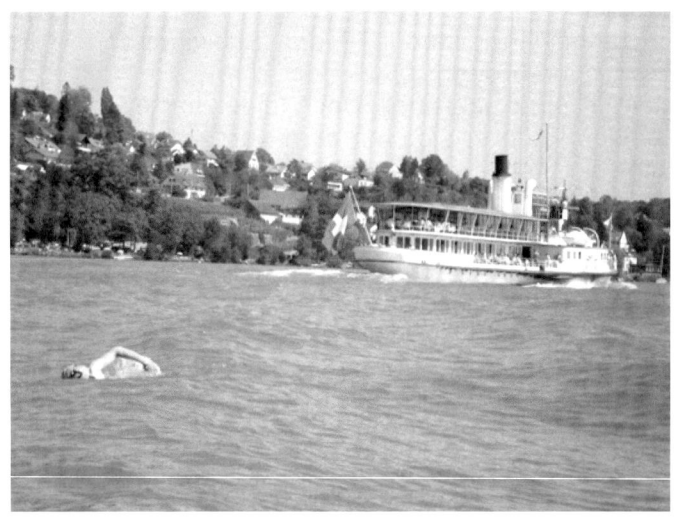

Unterwegs im Zürichsee

Später kam Wind auf und - bedingt durch strahlenden Sonnenschein - waren hunderte von Booten auf dem See unterwegs.

Von diesen Booten kamen dann aus den verschiedensten Richtungen die Wellen, die das Schwimmen sehr erschwerten. Der Trainingsfehler und die kräftezehrenden Wellen führten zu einer deutlichen Temporeduzierung im letzten Drittel der Strecke.

Mit 12 Stunden war ich zwei Stunden langsamer als in 2005.

Wettkämpfe 2008

24. Februar 2008   12-Stunden-Schwimmen
Hallenbad Zürich, 30 km

Wie in 2007 startete ich die Saison mit einem Langstrecken-Schwimmen in Zürich.

Die ersten 7 km liefen prächtig, doch dann hatte ich die nächsten 5 km mächtig mit Demotivation und Beinkrämpfen zu kämpfen. Warum beides danach verschwunden war, ist mir nicht ganz klar. Auf jeden Fall war es für mich eine wichtige Erfahrung eine solche Durststrecke zu überstehen und nicht schon nach der kurzen Strecke den Wettkampf zu beenden (die vorherigen Trainings mit 3 x 10 km verliefen einwandfrei).

Mit der Wettkampfernährung habe ich experimentiert und neben Maltodextrin diesmal auch gekeimten Weizen mit Rosinen, Bananen und gekeimtem Mohn gegessen. Das Essen bekam mir sehr gut und war bei der Monotonie dieses Wettkampfes eine gute Abwechslung.

Mit 30 Kilometern erreichte ich bei der Gesamtwertung der Soloschwimmer den 2. Platz.

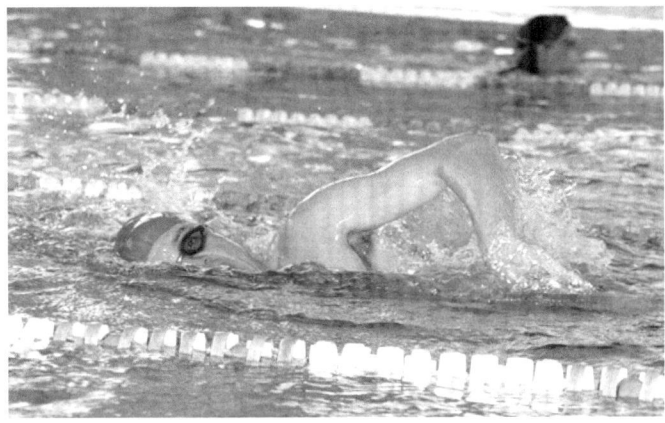

Viele, viele Bahnen …

06. Juli 2008   Ironman, Frankfurt   11:15 Stunden

Schwimmen   3,8 km
Radfahren   180 km
Laufen   42,2 km

Den Trainingsschwerpunkt im Winter legte ich auf Tempotraining und Funktionsgymnastik.
Bedingt durch eine umfangreiche Haussanierung und den anschließenden Umzug kam ich von März bis Anfang Mai praktisch nicht zum Trainieren.

In den folgenden Wochen steigerte ich drastisch das Trainingsvolumen und die Trainingsdauer. Ich bin davon ausgegangen, dass ich durch den Trainingsausfall eine Zeit wie im Vorjahr erreichen würde.

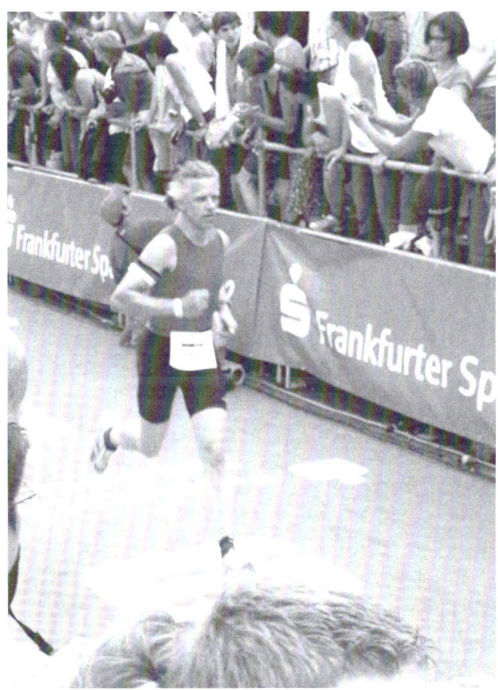

Zieleinlauf

Die Zeit beim Rad fahren war identisch, aber das Laufen war deutlich besser.

So dass ich nach 11:15 Stunden ins Ziel kam, und mit der erreichten Zeit (vor dem Hintergrund der geringen Vorbereitungszeit) mehr als zufrieden war.

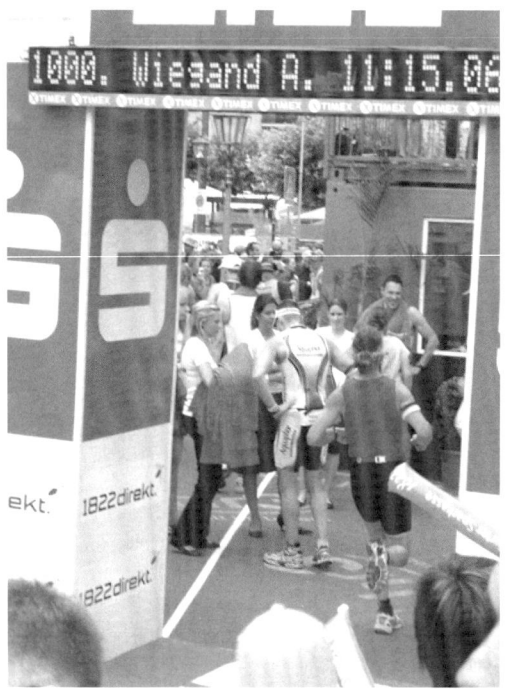

Endzeit 11:15 Stunden

www.vegan-sport.de

25. - 27. Juli 2008   Triple-Ultra-Triathlon, Lensahn
www.triathlonlensahn.de

3-fache Ironmandistanz   43:51 Stunden   Platz 10

Schwimmen 11,4 km
Radfahren   540 km
Laufen   126,6 km

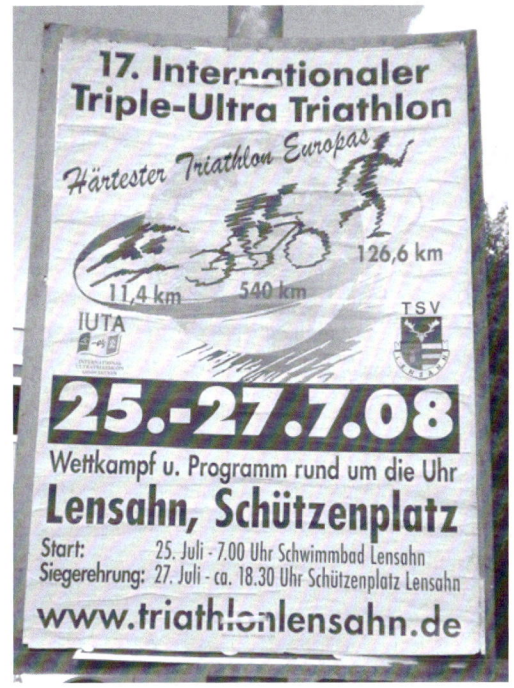

Drei Jahre nach meinem ersten Triathlonwettkampf und 5 Jahre nach meinem ersten Marathonlauf entschloss ich mich, am härtesten Triathlonwettkampf Europas in Lensahn (D) teilzunehmen.

Den Ironman in Frankfurt plante ich als Aufbauwettkampf, um mich auf die 3-fache Distanz vorzubereiten.
Nachdem ich beim diesjährigen Ironman 23 Minuten schneller war als im Vorjahr, fühlte ich mich gut vorbereitet.

Bereits zwei Tage nach dem diesjährigen Ironman setzte ich mein Schwimmtraining fort und vier Tage später begann ich wieder 3-stündige Rad-/Lauftrainings durchzuführen.

Am Vorabend des Wettkampfes kamen mir Bedenken, da ich nicht wusste, wie ich einen solchen Wettkampf nur 19 Tage nach einem Ironman verkraften würde. Zusätzlich war mir nicht klar, wie mein Körper und meine Psyche auf die zu erwartende Wettkampf-belastung reagieren würde.

Am Freitag um 7 Uhr begann der Wettkampf bei strahlendem Sonnenschein mit 11,4 km Schwimmen. Das Schwimmen beendete ich als 6. Athlet in 3:25 Stunden.

Die Radstrecke war ein 8 km Rundkurs, der nur geringe Steigungen hatte. Der einzige Makel war ständiger Wind von der Seite, der auch manchmal von vorne kam.
Von Kilometer 140 bis 200 hatte ich einen mentalen Tiefpunkt, da ich die noch zu fahrenden Kilometer aus meinem Verstand nicht ausblenden konnte. Zusätzlich wurde diese Phase durch leichte Rückenschmerzen erschwert. Diese legten sich glücklicherweise im Laufe des Radfahrens.

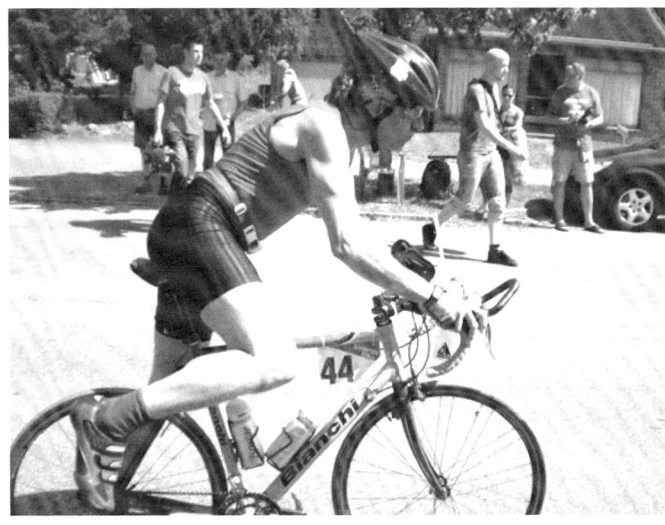

Kurze Essenspause

46

Ab Kilometer 200 ging es reibungslos voran. Ich fühlte mich voller Energie und war sehr optimistisch in Bezug auf den weiteren Verlauf des Wettkampfes. So ging es in die Nacht und durch die Nacht hindurch. Ich fühlte keine Anzeichen von Müdigkeit oder Erschöpfung.

Nach 24 Stunden legte ich mich für 1 Stunde schlafen und wurde ohne Wecker vor Ablauf dieser Stunde von alleine wieder wach und fuhr die restlichen 60 Kilometer.

Danach duschte ich und zog mir frische Sachen an. Erstaunlicherweise war das Laufen von Anfang an leicht und mühelos. Erst ab Kilometer 70 begann es mühsamer zu werden, und an Steigungen machte ich Gehpausen. Den dritten Marathon lief ich deutlich schneller als den zweiten Marathon.

Die Temporeduzierung war also primär keine körperliche sondern mehr eine mentale Schwächephase. Der Rundkurs beim Laufen hatte eine Länge von 1,3 km und wenn es nicht mehr ganz so flott

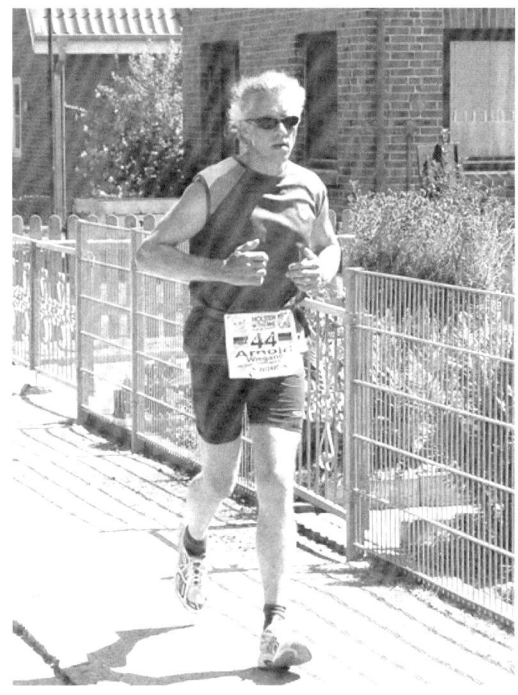

Noch 100 Kilometer bis zum Ziel

voran geht, ist es schon demotivierend, wenn noch 35 Runden zu laufen sind.

Am Samstagabend   - also vor der zweiten Wettkampfnacht - stand ich vor der Entscheidung eine weitere Schlafpause einzulegen oder bis zum Ziel weiter zu laufen.

Ich entschloss mich für das Laufen und erreichte das Ziel am Sonntag im ersten Morgengrauen nach 43:51 Stunden.

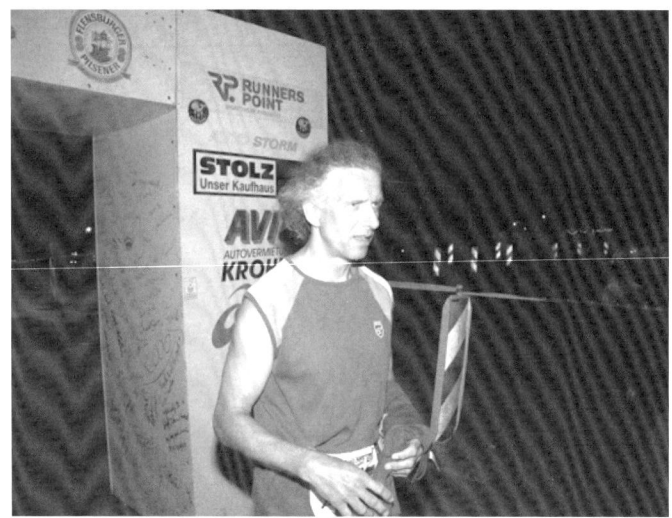

Endlich im Ziel

Damit hatte ich den Wettkampf nicht nur in einem sehr guten Zustand überstanden, sondern auch noch Platz 10 erreicht.
Außer einer Blase am rechten Fuß und einigen kleinen Scheuerstellen ging es mir erstaunlich gut.

Meine Wettkampfernährung beim Schwimmen: jede halbe Stunde ein Becher mit in Wasser angerührtem Maronenpulver (Rohkostqualität), zusätzlich Salz und Magnesium.

Beim Radfahren: Wasser, in Wasser angerührtes Maronenpulver, alle sechs Stunden ein Eiweißpräparat, ab und zu Rohkostmüsli mit gekeimtem Roggen, Mohn, Bananen und Rosinen.

Beim Laufen: Rohkostmüsli, viel Wasser, und Bananen. Nach etwa 50 Kilometern war ich zeitweise der süßen Nahrungsmittel überdrüssig und aß Brötchen mit Veganer Pflanzenmargarine, Gurken, Tomaten und viel Salz.
An diesem Punkt (im Sinne Rohkost) bedarf meine zukünftige Wettkampfernährung noch einer besseren Auswahl bzw. Vielfalt.

An dem Wettkampf nahmen 45 TriathletInnen aus 12 Ländern teil. Dieser Wettkampf existiert seit 17 Jahren und in dieser Zeit haben bisher erst ca. 90 Deutsche das Ziel erreicht.

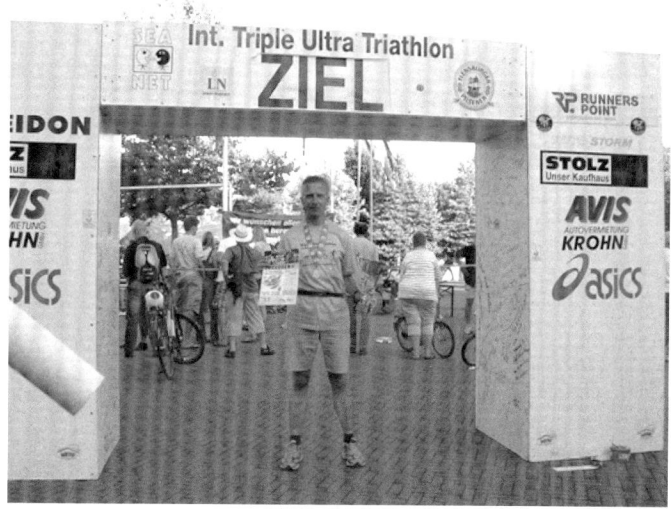

Nach der Siegerehrung

Wettkämpfe 2009

01. März 2009   12-Stunden-Schwimmen
Hallenbad Zürich   31 km

Im Laufe der Jahre habe ich diesen Schwimmwettkampf als Saisonstart genutzt. Dabei experimentiere ich gerne mit meiner Wettkampfernährung und überprüfe meinen Trainingszustand.

In diesen Wettkampf bin ich mit der Zielsetzung reingegangen mindestens 30 km zu schwimmen. Wie auch in den vorherigen Wettkämpfen war dieser Wettkampf eine Herausforderung für meinen Körper und meine Fähigkeit mit Monotonie umzugehen bzw. mein Durchhaltevermögen zu trainieren.

Nach ca. 8 und 21 km war jeweils ein Tiefpunkt. In solchen Situationen habe ich mich entschieden weiter zu schwimmen, auch wenn das Tempo meinen Vorstellungen nicht entspricht. Während der 12 Stunden machte ich lediglich eine längere Pause von etwa 20 Minuten. Ansonsten trank ich flüssige Nahrung am Beckenrand. Diesmal probierte ich etwas Neues aus.
Beim 3-fach-Ironman hatte ich das starke Verlangen nach Fett. Deshalb nahm ich 3 x 20 ml Leinöl während des Wettkampfs zu mir.
Es bekam mir sehr gut und ich werde es auch bei Wettkämpfen über die mehrfache Ironmandistanz verwenden. Zusätzlich nahm ich Bananen, in Wasser aufgelöstes Kastanienpulver, Braunhirsepulver, Magnesium und Salz ein.

Wie schon bei den Trainings für diesen Wettkampf, als auch im Wettkampf selbst, spürte ich weder Beinkrämpfe noch Anzeichen für kommende Krämpfe. Auch nach dem Schwimmen fühlten sich die Beine deutlich besser an als in den Jahren zuvor.

Ich führe das Ausbleiben von Beinkrämpfen auf die verbesserte Ernährung in der Vorbereitung, wie zum Beispiel das regelmäßige Trinken von rohen Gemüsesäften zurück.

Mit 31 km erreichte ich Platz 2 in meiner Altersklasse.

30.-31. Mai 2009

Europameisterschaft Double Ultra-Triathlon

2-fache Ironmandistanz, Neulengbach, Österreich
www.triathlon-neulengbach.at   26:49 Stunden   Platz 14

Schwimmen	7,6 km	50m Bahn
Radfahren	360 km	37 Runden á 9,74 km
Laufen	84,2 km	126 Runden á 670 m

Das Schwimmen fand im unbeheizten Freibad statt. Am Vorabend waren es noch 21 Grad, doch durch den starken Regen in der Nacht lag die Wassertemperatur nur noch bei ca. 19 Grad. Der Start war um 11 Uhr und schon vorher froren alle TeilnehmerInnen.

Trotz Neoprenanzug beendeten zwei Teilnehmer den Wettkampf während des Schwimmens. Obwohl ich bei kaltem Wasser wirklich nicht zimperlich bin, fror ich genauso. Ich führe dies auf die Wettkampfbesprechung, die ab 8:30 Uhr im zugigen Zelt stattgefunden hat, zurück (Außentemperatur 10 Grad). Zudem standen wir zehn Minuten im Wasser bis der Start erfolgte.

Mehrere Stunden goss es noch wie aus Kübeln - auch noch beim Radfahren. Nach dem Schwimmen verbrachte ich mindestens 15 Minuten unter der heißen Dusche, um mich wieder auf Betriebstemperatur zu bringen.

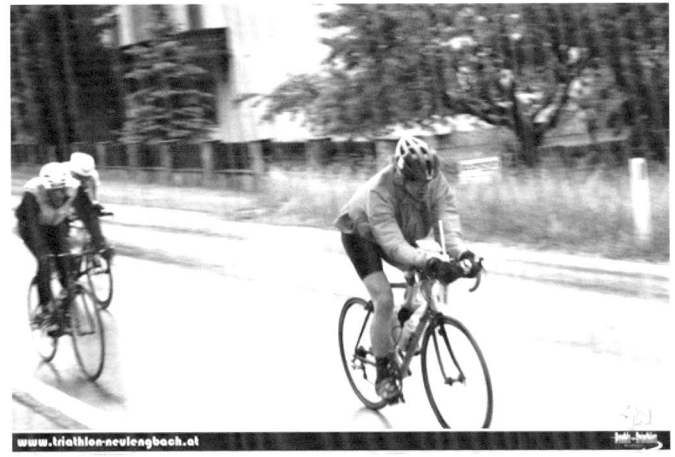

Viel Regen beim Rad fahren

Die Radstrecke war sehr schön, flach und hatte nur einen moderater Anstieg. Durch die niedrige Temperatur und den Regen hielt sich meine Stimmung und Leistungsfähigkeit in Grenzen. In der Nacht sank die Temperatur auf 3 Grad. Da das Radfahren sowieso schon meine schwächste Disziplin ist, verlängerte sich meine Radzeit durch diese Umstände noch mehr.

Zeitweise waren meine Finger so steif von der Kälte, dass ich die Schaltung nur mit der ganzen Hand betätigen konnte, und die Trinkflasche nur mit Mühe in die Halterung schieben konnte.
Nach dem Radfahren um kurz nach 4 Uhr ging ich wieder für 15 Minuten unter die heiße Dusche, zog meine Laufsachen an und los ging es.

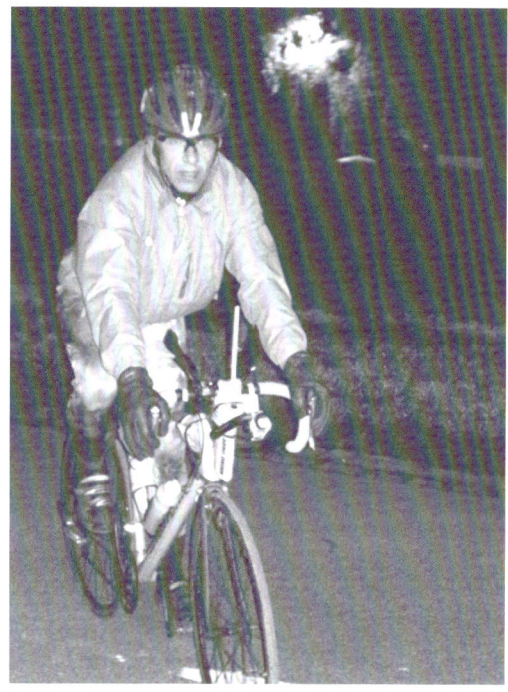

Die ganze Nacht auf dem Rad

Zu diesem Zeitpunkt lag ich auf Platz 23 (insgesamt 53 Teilnehmer) und jetzt wollte ich richtig loslegen. Die erste Runde noch mit langem Laufshirt, um warm zu werden.

Doch danach lief ich (immer noch 3 Grad) in kurzer Hose, ärmellosem T-Shirt und Handschuhen den Rest in einem Rutsch durch. Beim Laufen hatte ich ein völlig anderes Wärmeempfinden als beim Schwimmen und Radfahren.

Lediglich bei zwei kurzen Steigungen (2 x 20 m) machte ich ab Kilometer 50 Gehpausen, um Kraft zu sparen.

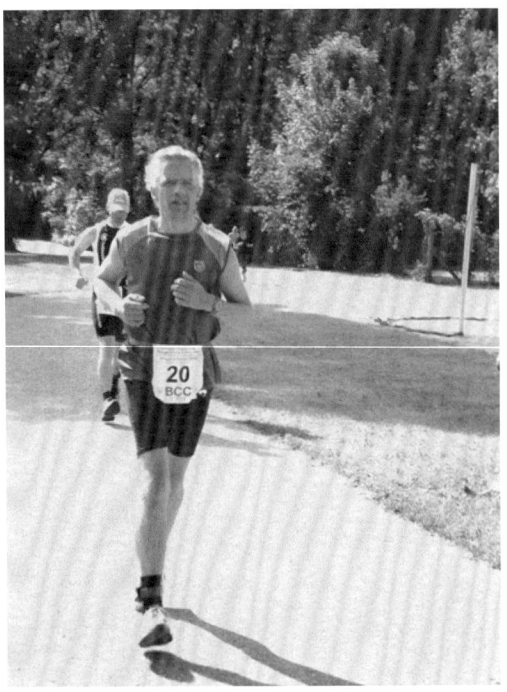

Noch 10 Kilometer bis zum Ziel

Der zweite Tag war sonnig und es machte richtig Spaß. Die letzten 15 Kilometer erhöhte ich das Tempo, da ich noch genug Reserven hatte. Ich lief die 6. schnellste Zeit und landete auf Platz 14 (Laufzeit 9:10 Std., insgesamt 26:49 Stunden). Bei meiner Altersklasse 40-49 Platz 5 bei 25 Teilnehmern.

Als Wettkampfernährung nahm ich beim Schwimmen und Radfahren in Wasser aufgelöstes Kastanienpulver, eine Prise Salz und Magnesium (um die Gefahr von Krämpfen bei niedriger Temperatur zu reduzieren).
Beim Radfahren kamen noch Bananen, Rohkostbrot, Tomaten, Gurke und Melone dazu.
Beim Laufen verzehrte ich Bananen, Rohkostbrot, Tomaten, Gurke und Melone.

Ich habe mich zwei Tage vor dem Start und einen Tag nach dem Wettkampf gewogen.
In dieser Zeit habe ich lediglich 200 g abgenommen. Also im Sinne des Wortes habe ich von meiner Substanz nichts eingebüßt.

Kurz gefasst: Es war ein schöner Wettkampf bei niedriger Temperatur und es ist ein tolles Gefühl fast 27 Stunden voller Action ohne Schlaf und Pausen (max. 2-3 Minuten für Essen/WC) durchzuhalten und mich am Ende immer noch wohl zu fühlen.

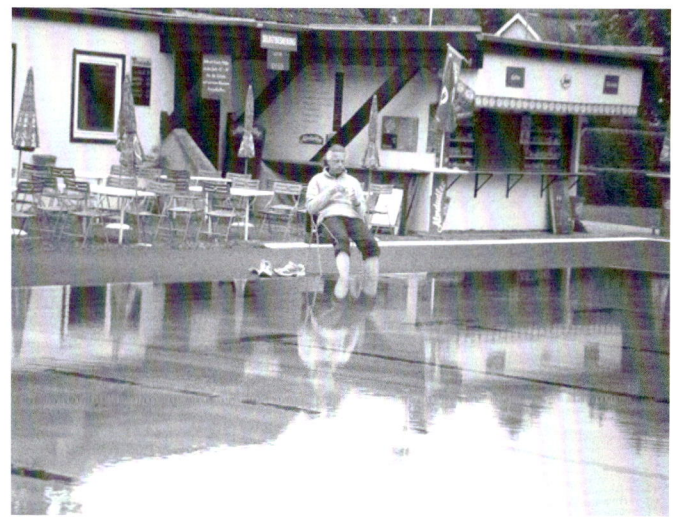

Meine heiß gelaufenen Füße brauchten Kühlung nach dem Wettkampf

05. Juli 2009 **Ironman, Frankfurt** **11:25 Stunden**
Schwimmen 3,8 km
Radfahren 180 km
Laufen 42,2 km

Am Sonntag den 5. Juli war es wieder soweit. In unmittelbarer Nähe zu meinem Wohnort wurde der Ironman Frankfurt ausgetragen. Dies sollte die fünfte Teilnahme an diesem Triathlon-Wettkampf sein. Die Vorbereitung verlief auf eher niedrigem Niveau.

Hauptsächlich musste ich mein Training aufgrund der Reizung der linken Achillessehne reduzieren. Die Reizung entstand beim Wettkampf über die 2-fache Ironmandistanz vor drei Monaten und war noch nicht ausgeheilt. Ich legte den Schwerpunkt auf das Ausdauertraining und machte ganz wenig Tempotraining.

Trotz des geringeren Trainingsumfangs war meine Schwimmzeit vergleichbar mit den Jahren zuvor (1:02 Std. für 3,8 km). Die Zeit für das Radfahren war vier Minuten geringer als 2008.

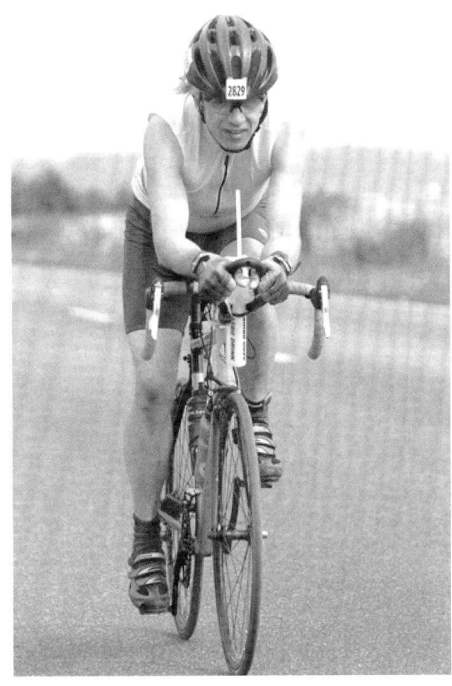

Auf der Radstrecke

  www.vegan-sport.de

Doch dann kam das Laufen bei 30 Grad.
Bedingt durch die etwas geringere Leistungsfähigkeit bei der hohen Temperatur lag meine Gesamtzeit zehn Minuten über der Endzeit in 2008.

Meine Ernährung:
Vor dem Schwimmen – Rohkostmüsli (Kastanienpulver, Rosinen, Apfel, Bananen)

Radfahren – in Wasser aufgelöstes Kastanienpulver, Salz und Magnesium

Laufen – Apfel, Bananen, Orangen, Zitronen und viel Wasser

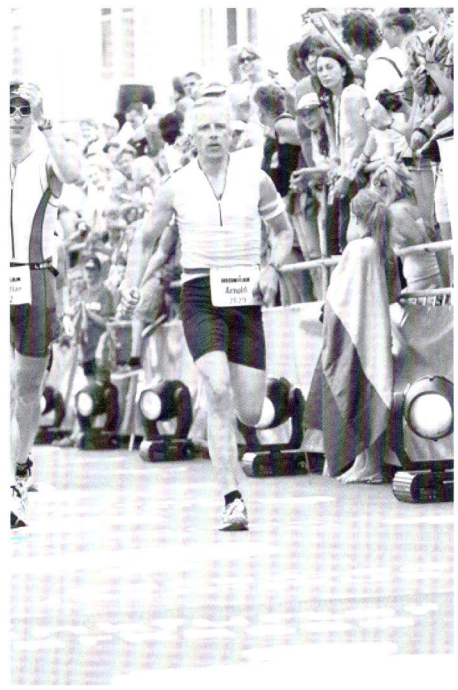

Auf den letzten Metern

Klettern in Klettersteigen - kein Wettkampf einfach aus Spaß

In diesem Jahr probierte ich eine neue Sportart aus: alpines Klettern in Klettersteigen. Ich stellte schnell fest, dass ich mich ohne ein spezielles Training gleich an anspruchsvolle Klettersteige machen konnte.

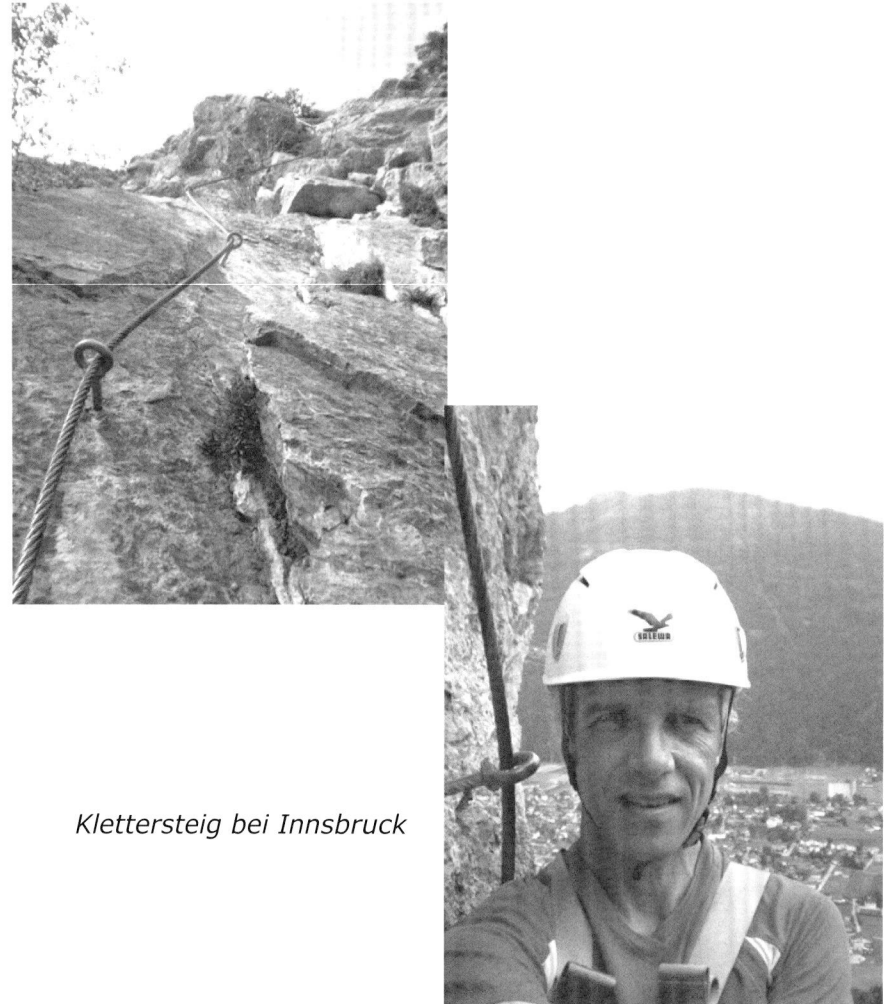

Klettersteig bei Innsbruck

Juli 2009

Zugspitzwestweg
Klettersteigroute mit Ehrwald als Ausgangspunkt

Am 23. Juli ging ich in Ehrwald los und kletterte über den Zugspitzwestweg hoch zur Zugspitze.
Ich startete kurz vor der Dämmerung um 5 Uhr. Neben meiner Kletterausrüstung nahm ich einen Trinkrucksack mit zwei Liter Wasser, Äpfel und Bananen mit.
Erst in diesem Urlaub sammelte ich alpine Erfahrungen. Für den Zugspitzwestweg (1.700 Höhenmeter) benötigte ich lediglich drei Stunden.

Als ich mit der Seilbahn zurückfuhr unterhielt ich mich mit dem Kabinenführer. Er meinte, für diesen Weg brauchen die meisten Kletterer 5 Stunden, die gut Trainierten nur 3 Stunden.
Die im Triathlon aufgebaute Kondition konnte ich also voll umsetzen und in einer sehr guten Zeit auf die Zugspitze klettern.

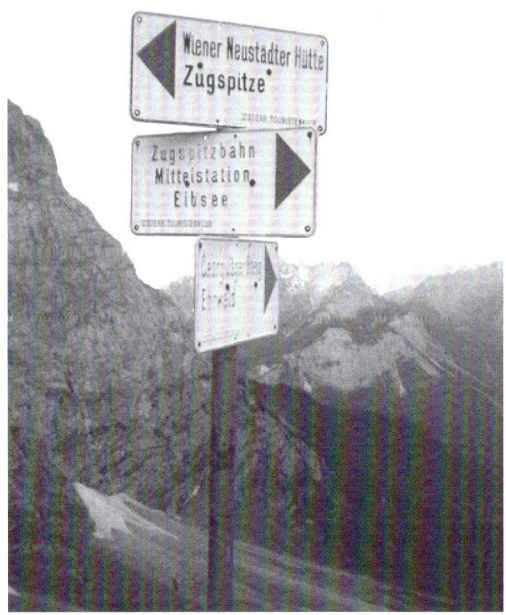

Hier geht es lang …

09. - 19.November 2009
Deca Ironman World Challenge, 10 Ironman in 10 Tagen

Nach 10 Tagen also insgesamt   Schwimmen 38 km
                                                      Radfahren 1800 km
                                                      Laufen   422 km

Nach den sehr erfolgreichen Wettkämpfen über die 2-fache und 3-fache Ironman-Distanz entschied ich mich am Deca Ironman in Monterrey, Mexico teilzunehmen.
Dabei müssen an 10 Tagen hintereinander jeweils ein Ironman absolviert werden. Der tägliche Start war für 9 Uhr vorgesehen.
Die Vorbereitung verlief einwandfrei, und ich fühlte mich mental und körperlich fit für diese Herausforderung.
Doch 2 Wochen vor dem Start brach ich mir bei handwerklichen Arbeiten am Haus den kleinen Finger. Der Bruch war kompliziert, und durch die Operation bzw. die daraus resultierenden Schmerzen blieb mir nur eine Absage meiner Teilnahme übrig.

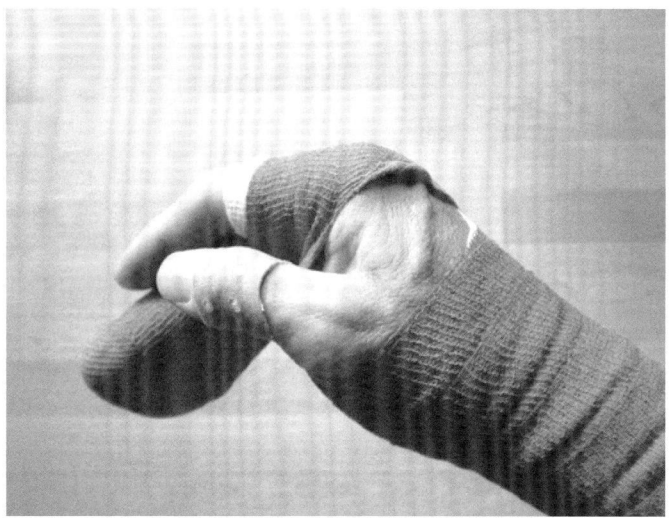

Wenn meine Jahresverfassung stimmt, werde ich mich in einem der nächsten Jahre erneut für diesen Wettkampf anmelden.

Wettkämpfe 2010

08.-09. Mai 2010   24-Stunden-Lauf, Basel
101 km

Eigentlich sollte es ein 24-Stunden-Lauf werden, doch nach einigen Stunden begannen meine Beine am Übergang der Achillessehne zur Wadenmuskulatur zu schmerzen.

Es blieb mir nichts anderes übrig, als das Tempo zu reduzieren, und den Wettkampf nach 12 Stunden mit 101 km zu beenden.

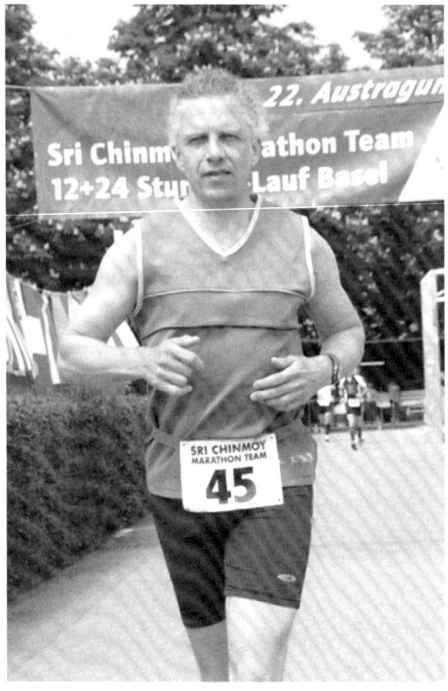

Da *gab es noch keine Probleme*

30.Juli – 01.August 2010

**Weltmeisterschaft Triple-Ultra-Triathlon, Lensahn,
www.triathlonlensahn.de**

3-fache Ironmandistanz   46:19 Stunden   Platz 18

Schwimmen 11,4 km
Radfahren   540 km   (67 Runden á 8 km)
Laufen   126,6 km   (96 Runden á 1,3 km)

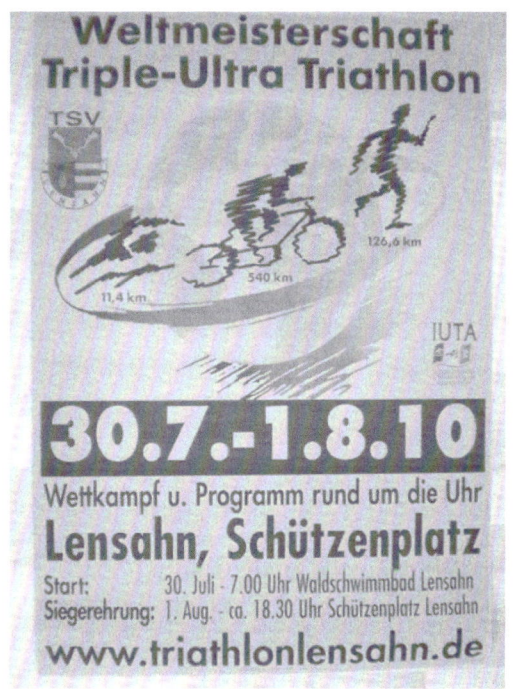

Der diesjährige Wettkampf wurde als Weltmeisterschaft
ausgerichtet. Es hatten sich 50 Athleten aus 13 Nationen
angemeldet - davon drei Frauen.
Bei der Entscheidung für diesen Wettkampf war für mich
ausschlaggebend, dass zu der notwendigen Ausdauerleistung
enorme mentale Anforderungen zu erfüllen sind, um trotz
Schlafmangel bei Tag und Nacht hohe Leistungen zu erbringen.

In der Vorbereitung nutzte ich jede Gelegenheit in einem See längere Distanzen zu schwimmen. Ich schwamm z.B. durch den Königssee mehrfach der Länge nach (8-9 km - ohne Begleitboot bei 18 Grad Wassertemperatur - ohne Neoprenanzug).

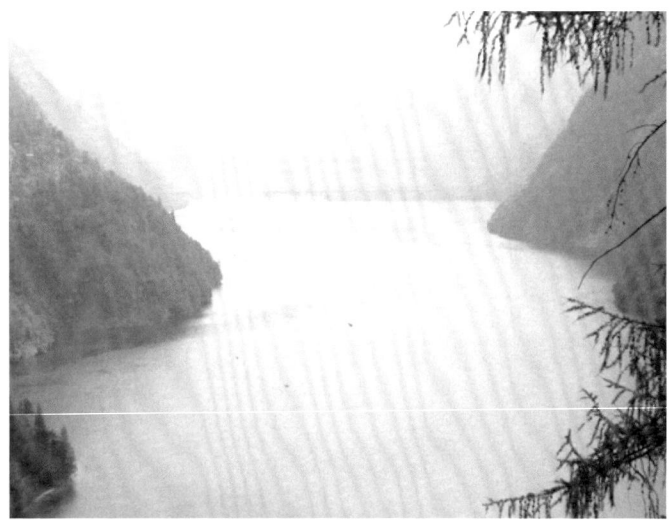

Das Bild zeigt ca. 5 km des Königssees

Das Training verlief beim Schwimmen und Radfahren wie geplant. Beim Laufen musste ich deutlich reduziert trainieren, da meine linke Achillessehne Anfang des Jahres gereizt war. Es war mir klar, dass ein geringeres Laufpensum sich automatisch auf meine Laufleistung beim Wettkampf auswirken würde.

Das Radtraining führte ich zu allen möglichen Tages- und Nachtzeiten durch. So wie es auch im Wettkampf sein würde. Besonders anstrengend waren die 100 km – Trainings, die um 4:30 Uhr und um 23 Uhr begannen. Dabei trainierte ich auf einer Rolle im Keller bei Dunkelheit. Schließlich würde der Wettkampf auch durch die Nacht gehen und durch die 8 km – Runde wenig Abwechslung bieten.

Im Juli war es dann soweit – Sachen packen und auf nach Lensahn. An der Laufstrecke stellte ich ein kleines Zelt für's Schlafen im Wettkampf und zur Verpflegung auf.

Mein Auto stellte ich an der Radstrecke ab, so dass ich jederzeit auf meine Getränke und Essen zugreifen konnte.

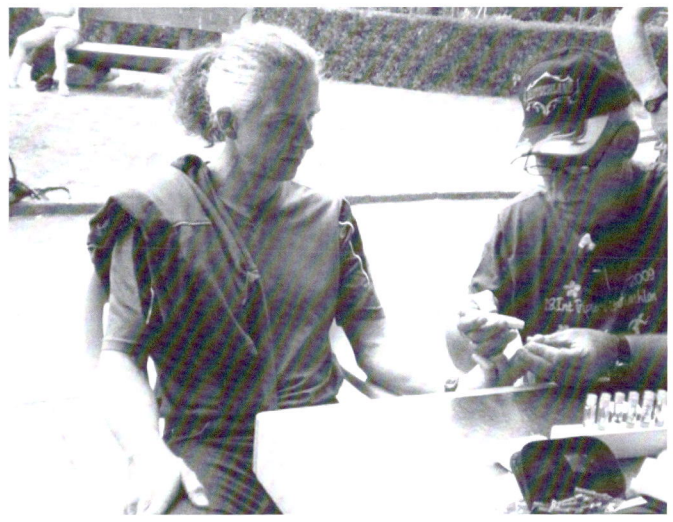

Am Tag vor dem Start ging es erst mal für alle Athleten zur Dopingkontrolle

Das Schwimmen begann um 7 Uhr. Ein Neoprenanzug zu tragen war Pflicht, obwohl die Wassertemperatur bei 24 Grad lag. Diese Disziplin verlief unspektakulär.

Alle 30 Minuten trank ich einen Becher mit in Wasser aufgelöstem Kastanienpulver, Salz und Magnesium. Die Zeit war wie geplant, und genauso wie die Zeit von 2008 (3:22 Std.).

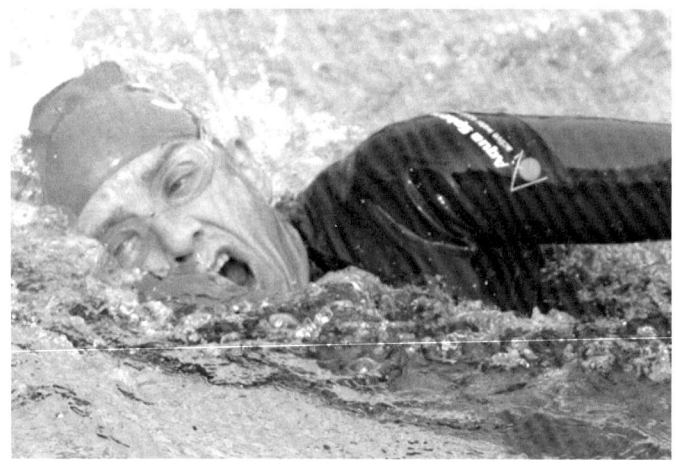

Ein Neoprenanzug war Pflicht

Als nächstes stand die 540 km lange Radstrecke auf dem Programm. Tagsüber erschwerte der teilweise böige Wind das Radfahren. In Bezug auf den Wind freute ich mich schon auf die Nacht, da ich davon ausging, dass er dann abflauen würde. Glücklicherweise war das auch der Fall.

Nach 120 km war ich für etwa 1,5 Stunden in einer mentalen Krise. Die noch zu fahrenden 420 km machten mir zu schaffen. Ich entschied mich einfach weiter zu fahren, und hoffte darauf, dass diese Stimmung im Laufe der Zeit verfliegen würde.

In der Nacht sank die Temperatur deutlich, so dass ich bei einer kurzen Essenspause warme Kleidung anzog.

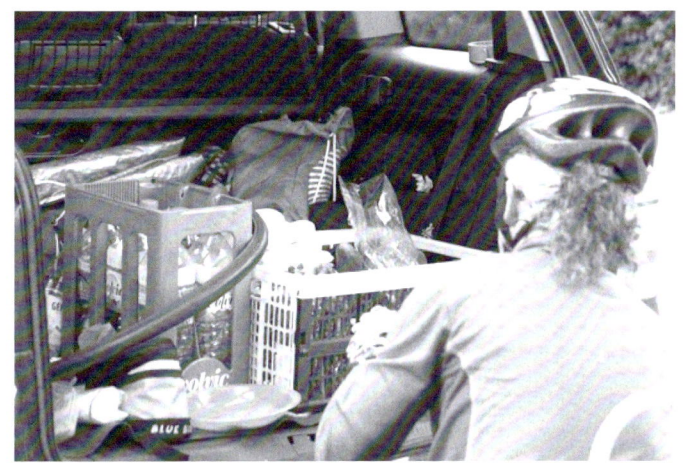

Energie tanken

Alle zwei Stunden setzte ich mich für fünf Minuten hin und aß Bananen mit Rohkostbrot und Datteln. Zwischendurch trank ich beim Radfahren Wasser und den Kastanientrunk.

Ich merkte, dass die Energie aus dem Rohkostbrot nicht so schnell zur Verfügung gestellt wurde und nahm als Alternative gebackenes Brot. An diesem Punkt werde ich meine zukünftige Rohkost-Wettkampfernährung anpassen bzw. beim nächsten Wettkampf weiter experimentieren.

Da ich in Bezug auf solch lange Wettkämpfe und Vegane Rohkost Neuland betrete und auf keine Erfahrungen anderer Athleten zugreifen kann, betrachte ich solche Lernschritte als notwendig.

Alle paar Stunden nahm ich ein veganes Eiweißpräparat zu mir, da der Bedarf während eines solchen Wettkampfes nicht durch die Ernährung gedeckt werden kann.
Alle sechs Stunden nahm ich einen ordentlichen Schluck Leinöl.

Gegen 5 Uhr wurde meine Aufmerksamkeit geringer und es bestand die Gefahr, dass ich auf dem Rennrad einschlafen würde. Deshalb legte ich mich nach Ablauf der Runde für 45 Minuten schlafen. Danach fuhr ich gestärkt die restlichen 80 km.

Während des Laufens schien die Sonne sehr stark und ich trank bei jeder Runde Wasser. Essen nahm ich in unregelmäßigen Abständen zu mir. Es bestand aus Bananen, Brot, Tomaten, Gurken und Datteln. Nach ungefähr 30 km merkte ich ein deutliches Nachlassen meiner Kraft in den Beinen.

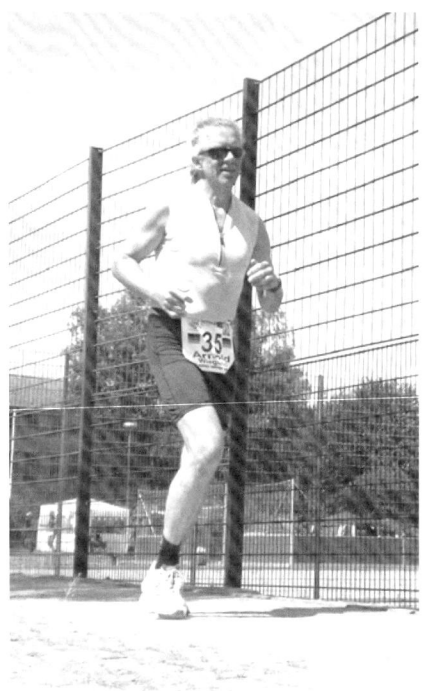

Das Laufen war am Anfang noch leicht

Also fing ich an bei Steigungen Gehpausen zu machen. Dieses Nachlassen führe ich auf das reduzierte Trainingsvolumen beim Laufen zurück. Ich bekam sozusagen jetzt die Quittung dafür.
Je weiter es ging, umso öfter bzw. länger waren die Gehpausen. In diesen Phasen entschied ich mich für ein hohes Schritttempo und große Schrittlängen.

Nach ca. 80 Kilometern bildeten sich an meinen Füßen Blasen. Diese Beschwerden auszuhalten, war nicht immer einfach. Doch hatte ich glücklicherweise keine weiteren Beschwerden oder Verletzungen.

Am Samstag gegen 19 Uhr wurde mir bewusst, dass ich noch zehn Stunden vor mir habe, wenn ich in diesem Tempo weiterlaufe. Diese Erkenntnis - 36 Stunden schon hinter mir, aber noch zehn Stunden vor mir - machte mir zu schaffen. Aus Frust legte ich mich für 30 Minuten schlafen.

Danach traf ich die Entscheidung die restliche Strecke in dem mir noch möglichen Tempo zu bewältigen. Dies gelang mir auch. Ohne Pause ging es durch die zweite Nacht.

Für die letzte Runde bekommt jeder Athlet die jeweilige Nationalflagge in die Hand gedrückt und läuft die Runde in umgekehrter Laufrichtung. Dabei verabschiedet man sich von den noch verbleibenden Teilnehmern.

Kurz nach 5 Uhr lief ich die letzte Runde der insgesamt 126 km.

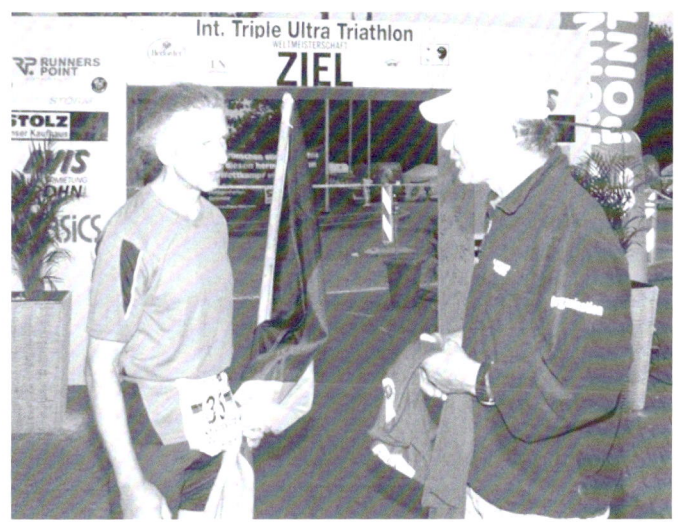

Im Ziel

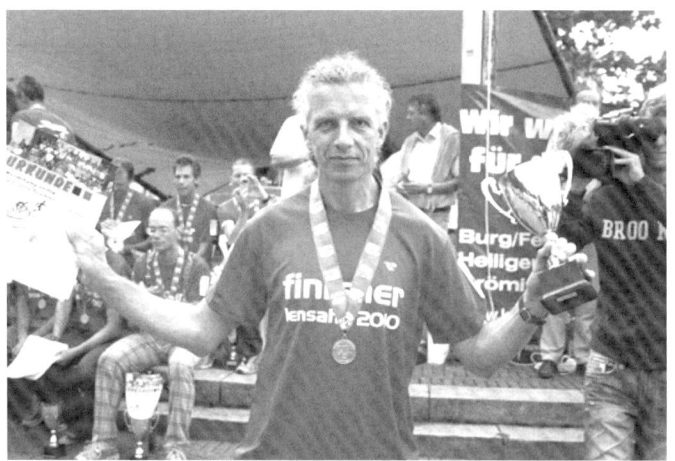

Platz 18 in 46 Stunden und 19 Minuten

Nährstoffe

Eine Frage die ich und andere mir nach der Umstellung auf Vegane Rohkost stellte, ist:
Sind Genuss beim Essen und eine optimale Versorgung von Nährstoffen mit Veganer Rohkost möglich?

Um dies zu erreichen, berücksichtige ich bei der Zusammenstellung meines Essens mehrere Aspekte:

- worauf habe ich jetzt Appetit?

- welche Lebensmittel sind jahreszeitlich verfügbar?

- gibt es durch meinen Sport einen erhöhten Bedarf an bestimmten Nährstoffen?

- auf welche Rezepte kann ich zurück greifen?

Um die intuitive Auswahl an Lebensmittel mit objektivem Wissen zu ergänzen, habe ich auf den folgenden Seiten Informationen über natürliche/ isolierte Nahrungsergänzungsmittel sowie pflanzliche Quellen von Nährstoffen aufgeführt.

In den vergangenen Jahren haben mir Menschen aus meinem privaten und beruflichen Umfeld immer wieder ähnliche Fragen gestellt. Wie zum Beispiel:

- Wo kriegst du dein Eisen her?

- Wo kriegst du dein Eiweiß her?

- Fehlt dir bei der Ernährung nicht etwas?

Aufgrund meiner vielfachen Wettkämpfe stellt mir schon lange keiner mehr solche Fragen.

Mit meinen Wettkämpfen beweise ich, dass eine gut geplante Ernährung mit Veganer Rohkost außergewöhnliche Leistungen ermöglicht.

Bei der Zusammenstellung des Essens ist es wichtig das Verhältnis der Hauptnährstoffe untereinander zu berücksichtigen.

Die Kalorienverteilung der Hauptnährstoffe sollte in Abhängigkeit von der sportlichen Belastung bzw. der Wettkampfvorbereitung sein.

Für die Nährstoffrelation (in % der Kalorien) gibt es sehr unterschiedliche Auffassungen. Die Deutsche Gesellschaft für Ernährung (DGE) empfiehlt folgende Verteilung:

Eiweiß	16 – 17 %
Kohlenhydrate	52 – 53 %
Fett	28 – 31 %

Quelle: 1

Hierbei wird aber nicht berücksichtigt, ob und wie viel körperliche oder sportliche Leistungen erbracht werden.
Aufgrund eigener Erfahrung und anderer Untersuchungen vertrete ich vor sportlichem Hintergrund eine andere Auffassung.

Die Kohlenhydrate dienen ausschließlich der Energiegewinnung und stellen keinen essenziellen Bestandteil der Nahrung dar. Die im Körper unentbehrliche Glukose kann aus körpereigenen und mit der Nahrung zugeführten Proteinen - in begrenztem Umfang auch aus dem Glyzerin der Triglyzeride gewonnen werden.
Aus der aufgenommenen Nahrung werden die Kohlenhydrate zuerst verbrannt, dann folgen Fette und Proteine. Überschüssige Glukose wird als Glykogen gespeichert und nach Auffüllung der Speicher als Körperfett aufgenommen.

Quelle: 2

Einfach ausgedrückt bedeutet dies, dass Kohlenhydrate den Sprit für unsere Muskeln darstellen. Wenn nicht genug von den Kohlenhydraten vorhanden ist, greift der Körper auf Fettreserven, und später auf Eiweißreserven (Muskeln) zurück.

Nehmen wir zu viel Kohlenhydrate auf, werden sie als Fett im Körper gespeichert und sind die Grundlage für Übergewicht.

Daraus kann man mehrere Schlussfolgerungen ziehen:

- Übergewicht entsteht primär durch die erhöhte Aufnahme von Kohlenhydraten.

- Die offizielle Lehrmeinung über die Nährstoffrelation ist für den einzelnen Sportler nicht unbedingt hilfreich, da seine individuelle Situation nicht berücksichtigt wird.

- Die Nährstoffrelation sollte den sportlichen Anforderungen entsprechen und setzt sowohl Wissen als auch Verantwortungsbewusstsein beim Sportler voraus. Anders ausgedrückt, es kann nur jeder für sich entscheiden, was ihm schmeckt und welche Nährstoffe er benötigt.

Ab und zu wurde ich in der Vergangenheit nach einem Musteressensplan gefragt. Einen individuellen Essensplan kann ich aber weder innerhalb einer Beratung noch im Rahmen dieses Buches erstellen, da jeder Mensch einen individuellen Stoffwechsel, ein anderes Trainingspensum und eine unterschiedliche Lebenssituation hat.

Daraus resultiert natürlich ein individueller Nährstoffbedarf.

Die von der Deutschen Gesellschaft für Ernährung (DGE) empfohlene Verteilung halte ich und andere *(Quelle: 3)* aber nur für sinnvoll zur Förderung der maximalen Leistungsfähigkeit bei intensiven Belastungen. Diese Empfehlungen stellen nur Näherungswerte dar und sind nur allgemeine Empfehlungen. Diejenigen, die sich weder im Beruf noch im Sport belasten, neigen dadurch zu Übergewicht, wenn sie den geringeren Kalorienbedarf nicht bei der Ernährung berücksichtigen.

Wenn es allerdings um die Förderung des Potenzials in der Grundlagenausdauer bei extensiven Belastungen geht, wird inzwischen folgende Nährstoffrelation (in % der Kalorien) empfohlen:

Eiweiß   20 %

Kohlenhydrate   30 %

Fett   50 %

Quelle: 4

Kann die erhöhte Aufnahme von Fett (Fatloading) die Ausdauerleistungsfähigkeit verbessern?

Eine fettreiche Ernährung führt zu verschiedenen Veränderungen im Muskelstoffwechsel. Die intramuskulären Triglyzeride (Fettsäuren) nehmen zu, das intramuskuläre Glykogen nimmt ab, die im Plasma zirkulierenden freien Fettsäuren nehmen zu, die Fettoxidation steigt an, und der RQ (das Verhältnis der Menge des ausgeatmeten Kohlenstoffdioxids im Vergleich zu der Menge des aufgenommenen Sauerstoffes) als Zeichen der erhöhten Fettoxidation sinkt ab.

In einigen Studien konnte gezeigt werden, dass eine mehrtägige bis mehrwöchige Fettdiät die Ausdauerleistungsfähigkeit bei Belastungen mittlerer Intensität signifikant verbessert, vorausgesetzt, es wird während der Fettdiätphase adäquat trainiert.

Die in mehreren Artikeln geäußerte Meinung, eine Fettdiät verbessere die Ausdauerleistung nicht, beruht mehrheitlich auf Studien mit zu hohen Belastungsintensitäten oder mit zu tiefen Fettanteilen in der Diät. Von einer konsequenten Fettdiät profitiert derjenige Athlet, der eine mehrstündige bis mehrtägige Ausdauerbelastung (> 6 Stunden) in Angriff nimmt und dessen geplante Belastungsintensität im mittleren Bereich liegt.

Quelle: 5

Noch bevor ich von der Empfehlung einer gesteigerten Fettaufnahme (Fatloading) hörte, erhöhte ich intuitiv meinen Fettanteil in der Ernährung (und reduzierte die Kohlenhydrataufnahme) während der Wettkampfvorbereitung.

Bei meiner Ernährung während eines Wettkampfes stehen weiterhin Kohlenhydrate im Vordergrund. Ich habe allerdings auch ausgezeichnete Erfahrung mit der regelmäßigen Einnahme von Fett (Leinöl) in Wettkämpfen gemacht (2- und 3-fache Ironman-Distanz). Meine große Steigerung der Ausdauerleistung führe ich u.a. darauf zurück.

Meine Empfehlung zum Fatloading bezieht sich auf die Vorbereitung für Wettkämpfe im Langstreckenbereich und den Verzehr von rein pflanzlichen Fetten. Diese Empfehlung gilt für Trainierte.
Bei Untrainierten ist die Auswirkung laut mehrerer Studien nicht eindeutig.

Die anderen Nährstoffe   Vitamine

                            Mineralien

                            Spurenelemente

habe ich aus dieser Betrachtung heraus gelassen, da eine prozentuale Aufteilung in Abhängigkeit der Trainingsbelastung die Zusammenstellung des Essens nur kompliziert machen würde.

Natürliche Nahrungsergänzungsmittel

Bedingt durch Überzüchtung, zu frühe Ernte und lange Transportwege ist der Gehalt an Nährstoffen in Obst und Gemüse immer mehr gesunken. Die kultivierten Obst- und Gemüsesorten beinhalten deutlich geringere Menge an Nährstoffen als den folgenden Gruppen – Superfoods, Wildkräuter und Gewürz-pflanzen.

Genau gegenläufig entwickelt sich der Bedarf an Nährstoffen in unserem „modernen" Leben. Durch die verschiedensten Stress-faktoren (Lebensweise, Umweltverschmutzung, berufliche An-forderungen) ist ein immer höherer Bedarf an Nährstoffen vorhanden.

Um beide Entwicklungen zu berücksichtigen könnten natürliche Nahrungsergänzungsmittel in der täglichen Ernährung ein wichtiger Bestandteil sein, um einen Ausgleich zu schaffen.

Superfoods

Der Begriff stammt aus den USA. Mit ihm wird eine Gruppe von altbewährten Naturprodukten bezeichnet, die über einen hohen Nährstoffgehalt verfügen.
Diese Naturprodukte haben ein Mehrfaches an Nährstoffen im Vergleich zu unserem normalen Obst und Gemüse.

Sie stellen somit natürliche Nahrungsergänzungsmittel dar, um einerseits Ernährungsdefizite auszugleichen, und anderseits die zunehmend geringere Qualität von Lebensmitteln (durch Umweltverschmutzung, vorzeitige/ unreife Ernte, lange Transport-wege, …) zu kompensieren.

Die bedeutsamsten Superfoods sind:

Afa-Algen
Die Alge ist eine Cyanobakterien- („Blaualgen"-) Art, die in Seen oder Teichen auftritt. Die Algen stärken das allgemeine Wohlbefinden.

Chiasamen

Die Pflanze kam ursprünglich hauptsächlich in Mexiko vor. Der Samen verfügt über viele Nährstoffe und wird zur allgemeinen Stärkung verwendet.

Chlorella-Algen

Diese Alge ist eine Süßwasseralge und wird häufig bei der Schwermetallausleitung verwendet.

Goji Beeren

Die Pflanze wird hauptsächlich in China kultiviert und gerne zur Stärkung des Immunsystems verwendet.

Hanfsamen (Speisehanf)

Der Hanfsamen ist reich an Vitaminen, Mineralien und beinhaltet alle essentiellen Aminosäuren.

Kakao (in Rohkostqualität)

Die Kakaobohne verfügt über einen hohen Anteil an Antioxidantien, Magnesium und Eisen. Die rohe Bohne hellt die Stimmung auf, reguliert das Zellwachstum und hat eine allgemein heilende Wirkung.

Kokosnuss

Das Fruchtfleisch gehört zu den selenhaltigsten Lebensmitteln. Es ist reich an Mineralien und essentiellen Aminosäuren.

Maca

Maca ist eine alte Kulturpflanze aus den Anden und diente schon zu Zeiten der Inkas als Stärkungsmittel. Es wird das getrocknete Knollenpulver verwendet.

Spirulina-Algen

Die spiralförmige Mikroalge Spirulina zählt zu den Cyanobakterien, die man auch Blaualgen nennt. Die Alge gedeiht in salzigem Wasser und kommt wild in verschiedenen Seen vor allem in Zentral- und Ostafrika vor.

Wildkräuter

Abseits des Begriffes Superfoods findet man quasi vor der Haustür praktisch unbegrenzt kostenlose Nahrungsergänzungsmittel.
Die heimischen Wildkräuter verfügen teilweise über das Mehrfache an Nährstoffen im Vergleich zu den kultivierten Obst- und Gemüsesorten.
Löwenzahnblätter und Brennnesselblätter verfügen z.B. über teilweise den doppelten Eisenanteil im Vergleich zu „normalen" Gemüsepflanzen.
Ich empfehle die Anschaffung eines Handbuches über Wildkräuter, um diese besser zu erkennen und zubereiten zu können. Vor der Zubereitung ist es wichtig, die Wildkräuter gründlich zu waschen, um Schmutz aus der Umwelt, und die Verschmutzung durch Tiere zu entfernen.

Gewürzpflanzen

Ebenso verfügen Gewürzpflanzen über deutliche höhere Nährstoffwerte im Vergleich zu Obst und Gemüse.
Wer die Möglichkeit hat, sollte unbedingt Kräuter kultivieren, um damit das Essen – in Bezug auf Geschmack und Nährstoffmenge - aufzuwerten. Aus vielen Kräutern lässt sich auch ein Tee mit Heilwirkung zubereiten.
Besonders mehrjährige Kräuter verursachen praktisch keinen Pflegeaufwand.

Frischer Thymian z.B. hat beim Eisen einen etwa 3-fachen Wert im Vergleich zu vielen Gemüsepflanzen.

Beliebte Sorten (einjährige und mehrjährige Pflanzen):

Thymian	Schnittlauch
Salbei	Oregano
Majoran	Basilikum
Petersilie	Koriander
Pfefferminze	Zitronenmelisse

Ein Blick in ein entsprechendes Fachbuch oder der Besuch in einem Gartenfachmarkt inspiriert bei der Auswahl. In den nachfolgenden Nährstofftabellen sind diese Pflanzen auch aufgeführt.

Isolierte Nahrungsergänzungsmittel

Nahrungsergänzungsmittel bestehen aus isolierten Wirkstoffen wie z.B. einzelne Vitamine, Mineralien oder Pflanzenextrakten. Das Angebot und die Nachfrage werden immer größer. Die Nachfrage wächst aus der Erkenntnis heraus, dass das bisherige Essverhalten nicht ausreicht, um den Nährstoffbedarf zu decken. Zusätzlich sollen solche Nahrungsergänzungsmittel das Defizit, das durch die Lebensweise entstanden ist (Stress, Medikamente, Nikotin, Alkohol, Fast Food), ausgleichen.

Sind solche isolierten Nahrungsergänzungsmittel bei Veganer Rohkost sinnvoll oder notwendig?

Unter der Voraussetzung, dass die Ernährung alle wesentlichen Nährstoffe in der notwendigen Menge beinhaltet, ist die Einnahme solche isolierten Nahrungsergänzungsmittel <u>nicht</u> notwendig.
Gerade Vegane Rohkost bietet die Grundlage für eine gesunde Ernährung. Frisches Obst und Gemüse beinhaltet Vitamine, Mineralien in rauen Mengen.

Gibt es Umstände, bei denen die Einnahme eines Präparates zu empfehlen ist?

Abweichend von dieser generellen Auffassung gibt es bestimmte Rahmenbedingungen, die es sinnvoll machen, solche isolierten Nahrungsergänzungsmittel einzunehmen.

Vitamin B_{12} empfehle ich zusätzlich einzunehmen, da dieses Vitamin in ausreichender Menge nur in tierischen Nahrungsmitteln enthalten ist. Dieses Vitamin kann man entweder als Präparat (auf veganer Basis), oder in Form von angereicherten Lebensmitteln einnehmen.
Bisher ist es aus medizinischer Sicht noch nicht geklärt, ob und unter welchen Bedingungen im menschlichen Darm Vitamin B_{12} gebildet und aufgenommen werden kann.

www.vegan-sport.de

Bei hoher Trainingsbelastung oder mehrtägigen Wettkämpfen ist die normale Ernährung teilweise nicht in der Lage den erhöhten Verbrauch von bestimmten Nährstoffen zu decken.

Ich denke da speziell an einen hohen Verbrauch von Eiweiß bei langen Wettkämpfen. Die Einnahme von isoliertem Eiweiß vor und während des Wettkampfs verkürzt die Regeneration, verhindert einen Muskelabbau und gewährleistet eine hohe Leistungsfähigkeit während des Wettkampfes. Inzwischen ist auch Eiweiß in Rohkostqualität erhältlich.

Beim Langstreckenschwimmen und bei regelmäßigem und längerem Eisschwimmen verbraucht der Körper deutlich mehr Magnesium als im Alltag. Wenn das im Körper vorhandene Magnesium unter eine bestimmte Grenze fällt, zeigt dies der Körper durch Krämpfe in der Waden- und/oder Oberschenkelmuskulatur an. Eine Einnahme während des Wettkampfes oder in der Eisschwimm-Saison verhindert zuverlässig solche Muskelkrämpfe.

Diese beiden Aspekte (Eiweiß und Magnesium) sind keine qualitativen Einschränkungen durch die Ernährung mit Veganer Rohkost. Mit den genannten Auswirkungen bei langen Wettkämpfen und Langstreckenschwimmen müssen sich alle Sportler - unabhängig der Ernährungsform - auseinander setzen.

Je nach Gesundheitszustand, Konstitution, Alter und Lebensweise kann es (möglicherweise zeitlich begrenzt) sinnvoll oder notwendig sein Nahrungsergänzungsmittel einzunehmen.
Wer sich im Winter z.B. hauptsächlich Drinnen aufhält, dessen Körper kann durch die fehlende Sonneneinstrahlung nicht genug Vitamin D produzieren. Dies hat u.a. negative Auswirkungen auf den Einbau von Calcium im Körper (z.B. geringere Knochendichte). In hohem Alter kann es auch passieren, dass der Darm nur einen Teil der vorhandenen Nährstoffe aufnehmen kann.

Bei Unklarheiten empfehle ich deshalb ärztlichen Rat einzuholen.

Nährstofftabellen

Wo ist was drin?

Wofür sind die einzelnen Nährstoffe wichtig?

Vitamine

Vitamin A   Retinol oder Umwandlung aus Beta-Carotin
Wichtig für: Augen, Haut, Schleimhäute.

Vitamin B1   Thiamin
Wichtig für: Nerven, Kohlenhydratstoffwechsel.

Vitamin B2   Riboflavin oder auch Lactoflavin
Wichtig für: Haut und Schleimhäute, Fett-, Kohlenhydrat- und Eiweißstoffwechsel

Vitamin B3   Niacin
Wichtig für: Kohlenhydrat- und Fettstoffwechsel

Vitamin B5   Pantothensäure
Wichtig für: Fett-, Kohlenhydrat- und Eiweißstoffwechsel

Vitamin B6   Pyridoxin
Wichtig für: Nervensystem, Eiweißstoffwechsel

Vitamin B7   Biotin oder Vitamin H
Wichtig für: Haut, Haare, Nägel

Vitamin B9   Folsäure
Wichtig für: Zellregeneration, Bildung von weißen und roten Blutkörperchen

Vitamin B12 Cobalamin
Wichtig für: Bildung roter Blutkörperchen

Vitamin C   Ascorbinsäure
Wichtig für: Immunsystem, Bindegewebe

Vitamin D   Calfiferol
Wichtig für: Knochenbildung, Mineralisierung der Zähne

Vitamin E   Tocopherol
Wichtig für: Zellschutz, Schutz vor Krankheiten

Vitamin K   Phyllochinon
Wichtig für: Blutgerinnung, Knochenbildung

Die Vitamine A, D, E, K sind fettlöslich. Deshalb sollten in jeder Mahlzeit Fettsäuren in Form von Ölen oder fetthaltigen Lebensmitteln enthalten sein. Die anderen Vitamine sind wasserlöslich.

Quelle: 5.1

Mineralien, Spurenelemente (einige)

Calcium
Wichtig für: u.a. Knochen und Zähne, aktiviert zahlreiche Enzyme, Kontraktion von Muskeln

Eisen
Wichtig für: Sauerstofftransport, -aufnahme, Energiestoffwechsel

Jod
Wichtig für: Produktion von Schilddrüsenhormone, Stoffwechsel- prozesse

Kalium

Wichtig für: Kalium ist das wichtigste intrazelluläre Elektrolyt, Beteiligung an der Nervenleitung sowie der Muskelkontraktion

Natrium

Wichtig für: Hauptelektrolyt in den extrazellulären (außerhalb der Zellen) Flüssigkeiten, beteiligt an der Auslösung der Nervenimpulse und der Muskelkontraktion

Magnesium

Wichtig für: u.a. Bestandteil von mehr als 300 Enzymen, Bestandteil energetischer Prozesse, Beteiligung an der neuromuskulären Reizübertragung,

Zink

Wichtig für: u.a. essentiell für die Funktion von 200 Enzymen, Abwehr von oxidativem Stress, Stimulation des Immunsystems

Fluor

Wichtig für: in Spuren wichtig für den Aufbau von Knochen und Zähnen

Kupfer

Wichtig für: Kupfer ist Bestandteil vieler Enzyme

Phosphor

Wichtig für: u.a. Stoffwechsel, Knochen- und Zahnbildung

Die Elektrolyte Natrium, Kalium und Chlor spielen im Wasserhaushalt und bei der Muskelkontraktion eine wichtige Rolle. So sind Störungen im Wasser- und Elektrolythaushalt immer mit Störungen in der Leistungsfähigkeit verbunden.

Quelle 5.2

Fette (die Wichtigsten)

Omega-3-Fettsäuren, mehrfach ungesättigte Fettsäuren

Wichtig für: positive Beeinflussung des Cholesterinspiegels, Bremsen den Entzündungsstoffwechsel, beugen Arterienverkalkung/Herz-Kreislauf-Erkrankungen vor

Omega-6-Fettsäuren, 2-und 3 fach ungesättigte Fettsäuren

Wichtig für: positive Beeinflussung des Cholesterinspiegels, beugen Arterienverkalkung/Herz-Kreislauf-Erkrankungen vor

Quelle 5.3

Chlorophyll

Der in den Blättern oder besonders in grünem Gemüse enthaltene grüne Pflanzenfarbstoff wird Chlorophyll genannt.

Durch das Chlorophyll-Molekül wird Sonnenlicht in Energie und Stärke umgewandelt und gespeichert. Die Sonnenstrahlung wird in Form von Biophotonen vom Chlorophyll wie ein Schwamm aufgesaugt. Menschen können von dieser Energie profitieren.

Chlorophyll wirkt wie eine Speicherbatterie für Biophotonen von der Sonne. So eine Biophotonen-Batterie wird besonders in sonnenbeschienenem Gemüse, in Blättern und Kräutern aufgeladen.

Ein Abbauprodukt, das in unserem Verdauungstrakt aus Chlorophyll entsteht, ist das Chlorophyllin. Beide haben gesundheitsfördernde Wirkungen. Der grüne Pflanzenfarbstoff kann verhindern, dass krebserregende Stoffe aktiv werden. Chlorophyllin verhindert die Oxidation von LDL-Cholesterin und senkt damit einen Risikofaktor für Arteriosklerose. Darüber hinaus haben wissenschaftliche Forschungen ergeben, dass Chlorophyll antibiotische Wirkungen aufweist.

Es scheint auch bei der Wundheilung eine positive Rolle zu spielen, weil es die Bildung von neuem Gewebe anregt und dabei die Gefahr bakterieller Infektionen verringert.

Grünes Gemüse ist wichtig in der Ernährung wegen seines Calcium- und Magnesiumreichtums, Chlorophyll und vieler Bitterstoffe.

Der Chlorophyll *a*- und *b*-Gehalt von frischem Gemüse und Obst je 100 g:

	Chlorophyll *a*	Chlorophyll *b*
Grünkohl	189 mg	41 mg
Petersilie	157 mg	55 mg
Spinat	95 mg	20 mg
Brokkoli	26 mg	6 mg
grüne Erbsen	10 mg	2 mg
Gurke	6 mg	2 mg
Kiwis	1,7 mg	0,4 mg
Weißkohl	0,3–1 mg	0,1–0,2 mg

Erläuterung:
Chlorophyll a und b sind verschiedene Arten, die das einstrahlende Licht (abhängig von der Wellenlänge) in unterschiedlicher Höhe absorbieren.

Besonders viel Chlorophyll ist z.B. in Gerstengras, Weizengras und Spirulina enthalten.
Quelle 5.4

Wichtige pflanzliche Quellen von Nährstoffen

Um die subjektive Auswahl (Intuition, Geschmack, Vorlieben, Abneigungen) an Lebensmitteln mit objektivem Wissen zu ergänzen sind einige wichtige Nährstoffe mit einer Auswahl an Veganen Lebensmitteln in den nachfolgenden Tabellen aufgeführt.

Irrtum vorbehalten - alle Angaben ohne Gewähr.

Quelle: 6

Auszug der bekanntesten pflanzlichen Quellen für:

Jod – pro 100 g getrocknete Algen   *Quelle: 7*

	mg
Kombu (Braunalge)	100 - 500
Arame (Braunalge)	60 - 80
Hijiki / Hiziki (Braunalge)	30 - 50
Meeressalat / Lattich (Grünalge)	25
Wakame (Braunalge)	10 - 20
Dulse (Rotalge)	8
Nori (Rotalge)	5 - 8

Auszug der bekanntesten pflanzlichen Quellen für:
Vitamin A / Beta Carotin – pro 100 g

Obst	mg
Aprikose, getr.	1,6
Mango	0,5
Pfirsisch, getr.	0,4
Zuckermelone	0,4
Aprikose	0,3
Honigmelone	0,3
Pflaumen, getr.	0,3
Gemüse	**mg**
Karotte	1,5
Pfifferlinge, getr.	1,2
Grünkohl	0,9
Blattgemüse	0,8
Blattspinat	0,8
Fenchel	0,8
Eisbergsalat	0,6
Feldsalat	0,6
Mangold	0,6
Sellerie	0,5
Kräuter - Gewürze	**mg**
Chili, rot	4,0
Cayennepfeffer	3,8
Borretsch, getr.	3,3
Löwenzahn, frisch	1,2
Brennnessel, getr.	1,1
Dill, frisch	1,1
Petersilie	0,9
Sauerampfer	0,9
Basilikum	0,7
Brunnenkresse	0,7
Liebstöckel	0,7

Auszug der bekanntesten pflanzlichen Quellen für:

Vitamin B6 – pro 100 g

Obst	mg
Banane	0,4
Feige, getr.	0,4
Passionsfrucht	0,4
Aprikose, getr.	0,3
Holunderbeere	0,3
Pflaumen, getr.	0,2
Zwetschge, getr.	0,2

Gemüse	mg
Haferkorn	1,0
Ingwer	1,0
Hirse	0,8
Champignon, getr.	0,7
Wachsbohne, getr.	0,7
Zuckererbsen, getr.	0,6
Buchweizen	0,6
Gerste	0,6
Paprika, rot	0,5

www.vegan-sport.de

Vitamin B6 – pro 100 g

Nüsse - Ölsaat	mg
Leinsamen	0,9
Sesam	0,5
Sonnenblumenkerne	0,5
Walnuss	0,5
Cashewnuss, roh	0,4
Erdnuss, frisch	0,4
Mohn	0,4
Haselnüsse	0,3

Kräuter - Gewürze	mg
Dill, getr.	1,5
Borretsch, getr.	1,5
Löwenzahn, getr.	1,0
Alge, rot, getr.	1,0
Brennnessel, getr.	0,8
Schnittlauch	0,4
Dill	0,3
Spirulina, getr.	0,3
Gartenkresse	0,3
Kresse	0,3
Tee, grün, getr.	0,3
Löwenzahn	0,2
Petersilie	0,2

Auszug der bekanntesten pflanzlichen Quellen für:

Vitamin C – pro 100 g

Obst	µg
Hagebutte frisch	1250000
Johannisbeere schwarz frisch	189000
Kiwi frisch	71000
Erdbeere frisch	65000
Pampelmuse frisch	61000
Satsuma frisch	61000
Zitrone frisch	53000
Orange frisch	50000
Grapefruit frisch	44000
Limette frisch	43500
Aprikose getrocknet	42541
Litchi frisch	39200
Mango frisch	38700
Apfel getrocknet	38593
Johannisbeere rot frisch	36000
Gemüse	**µg**
Petersilienblatt frisch	166000
Rotalge getrocknet	150952
Gemüsepaprika frisch	140000
Broccoli frisch	115000
Meerrettich frisch	114000
Rosenkohl frisch	112000
Fenchel frisch	93000
Braunalge getrocknet	75217
Blumenkohl frisch	73000
Löwenzahn getrocknet	67649
Kohlrabi frisch	64000
Kresse frisch	59000
Bohnen dick getrocknet	52943

Vitamin C – pro 100 g

Nüsse - Ölsaat	µg
Edelkastanie (Marone) frisch	27000
Pistazie	7000
Bambussprossen frisch	6500
Haselnuss frisch	3000
Walnuss frisch	2600
Kokosnuss frisch	2000
Pinienkerne	1900
Kokosnuss Raspeln	1000
Mandel	800
Mandelmus pur	500
Kürbiskern	200
Kräuter - Gewürze	**µg**
Brennessel getrocknet	392522
Brennessel frisch	175000
Dill frisch	70000
Schnittlauch frisch	47000
Beifuß	45000
Liebstöckel frisch	45000
Oregano	45000
Zitronenmelisse frisch	45000
Kerbel frisch	35000
Pfefferminze	31000
Basilikum	26000
Kurkuma Gewürz	25900
Currypulver	16330
Schalotte frisch	13000

Auszug der bekanntesten pflanzlichen Quellen für:

Vitamin E – pro 100 g

Obst	µg
Pflaumen getrocknet	4296
Aprikose getrocknet	2659
Heidelbeere frisch	2069
Feige getrocknet	2034
Johannisbeere schwarz frisch	1903
Apfel getrocknet	1839
Avocado frisch	1300
Holunderbeere frisch	1000
Mango frisch	1000
Pfirsich frisch	965
Himbeere frisch	912
Pflaumen frisch	862
Gemüse	**µg**
Weizen Keim	24735
Löwenzahn getrocknet	12685
Fenchel frisch	6000
Schwarzwurzel frisch	6000
Kichererbsen getrocknet	5758
Braunalge getrocknet	5354
Petersilienblatt frisch	3703
Gemüsepaprika rot frisch	2900
Kichererbsen frisch	2700
Gemüsepaprika grün frisch	2519
Löwenzahn frisch	2500
Wirsingkohl frisch	2500
Spargel frisch	2027
Mungobohnen reif frisch	1900

www.vegan-sport.de

Vitamin E – pro 100 g

Nüsse - Ölsaat	µg
Sonnenblumenöl	62534
Sonnenblumenkern	37770
Haselnuss frisch	26290
Mandel	26120
Rapsöl	22814
Sojaöl	17032
Pinienkerne	13650
Olivenöl	12077
Erdnuss frisch	10960
Walnuss frisch	6040
Leinöl	5821
Pistazie	5200
Mandelmus pur	5000
Kürbiskern	4000
Kürbiskernöl	4000
Mohn frisch	4000
Leinsamen frisch	3000
Sesam frisch	2530
Kräuter - Gewürze	**µg**
Pfefferminze	5000
Brennessel getrocknet	4038
Kerbel frisch	2900
Dill frisch	1700
Schnittlauch frisch	1600
Basilikum	1000
Beifuß	1000
Liebstöckel frisch	1000
Oregano	1000
Zitronenmelisse frisch	1000

Auszug der bekanntesten pflanzlichen Quellen für:

Calcium – pro 100 g

Obst	mg
Feige getrocknet	244
Hagebutte frisch	150
Aprikose getrocknet	100
Pflaumen getrocknet	78
Dattel getrocknet	66
Dattel frisch	65
Feige frisch	54
Johannisbeere schwarz frisch	53
Rhabarber frisch	52
Brombeere frisch	45
Orange frisch	42
Himbeere frisch	40
Apfel getrocknet	38
Kiwi frisch	38
Gemüse	**mg**
Braunalge getrocknet	1034
Löwenzahn getrocknet	801
Spirulina getrocknet	637
Rotalge getrocknet	442
Wachsbohnen getrocknet	352
Sojabohnen getrocknet	346
Limabohne getrocknet	278
Petersilienblatt frisch	245
Brunnenkresse frisch	180
Löwenzahn frisch	158
Champignon getrocknet	139
Sojabohnen frisch	130
Spinat frisch	126
Kichererbsen getrocknet	124

www.vegan-sport.de

Calcium – pro 100 g

Nüsse - Ölsaat	mg
Mohn frisch	1460
Sesam frisch	738
Mandelmus	270
Mandel	250
Nussmus	231
Leinsamen frisch	230
Haselnuss frisch	225
Pistazie	135
Paranuss frisch	132
Oelsamenmus	122
Sonnenblumenkerne	100
Walnuss frisch	87
Kräuter - Gewürze	mg
Zimt	1228
Fenchelsamen getrocknet	1139
Brennessel getrocknet	1011
Kreuzkümmel	970
Kümmel	950
Pfeffer	430
Kerbel frisch	400
Bohnenkraut	349
Majoran frisch	322
Oregano	310
Thymian frisch	307
Salbei frisch	266
Basilikum	250

Auszug der bekanntesten pflanzlichen Quellen für:

Magnesium – pro 100 g

Obst	mg
Feige getrocknet	90
Hagebutte frisch	65
Aprikose getrocknet	59
Pflaumen getrocknet	55
Dattel getrocknet	51
Dattel frisch	50
Banane frisch	36
Apfel getrocknet	32
Brombeere frisch	30
Himbeere frisch	30
Holunderbeere frisch	30
Avocado frisch	29
Zitrone frisch	28
Kiwi frisch	24
Gemüse	**mg**
Spirulina getrocknet	910
Braunalge getrocknet	742
Weizen Keim	250
Mungobohnen reif frisch	243
Wachsbohnen getrocknet	206
Löwenzahn getrocknet	179
Hirse	170
Champignon getrocknet	167
Kichererbsen reif frisch	155
Portulak frisch	151
Chinabohnen getrocknet	142
Bohnen dick getrocknet	135

Magnesium – pro 100 g

Nüsse - Ölsaat	mg
Kürbiskern	402
Sonnenblumenkern	395
Oelsamenmus	369
Leinsamen frisch	350
Sesam frisch	347
Mohn frisch	333
Mandelmus	300
Cashewkerne frisch	270
Pinienkern	235
Mandel	220
Paranuss frisch	160
Pistazie	160
Kräuter - Gewürze	**mg**
Kreuzkümmel	370
Fenchelsamen getrocknet	367
Kümmel	260
Brennessel getrocknet	201
Kurkuma Gewürz	193
Pfeffer	190
Currypulver	187
Muskatnuss	180
Ingwerpulver	130
Salbei frisch	69
Majoran	57
Zimt	56

Auszug der bekanntesten pflanzlichen Quellen für:

Phosphor – pro 100 g

Obst	mg
Hagebutte frisch	155
Feige getrocknet	144
Aprikose getrocknet	118
Rosinen	110
Sultaninen	110
Pflaumen getrocknet	100
Dattel getrocknet	61
Apfel getrocknet	59
Holunderbeere frisch	57
Himbeere frisch	45
Johannisbeere schwarz frisch	40
Avocado frisch	38
Gemüse	**mg**
Champignon getrocknet	1541
Weizen Keim	1100
Sojabohnen getrocknet	531
Pfifferling getrocknet	520
Linsen reif frisch	411
Kichererbsen reif frisch	407
Erbsen reif frisch	375
Mungobohnen reif frisch	365
Rotalge getrocknet	365
Erbsen grün getrocknet	353

www.vegan-sport.de

Phosphor – pro 100 g

Nüsse - Ölsaat	mg
Mohn frisch	854
Kürbiskern	830
Paranuss frisch	675
Leinsamen frisch	660
Sonnenblumenkern	618
Sesam frisch	607
Pinienkerne	510
Pistazie	500
Mandel	455
Walnuss frisch	410
Cashewkerne frisch	375
Erdnuss frisch	340
Haselnuss frisch	335
Kräuter - Gewürze	**mg**
Brennessel getrocknet	603
Kreuzkümmel	510
Kümmel	510
Currypulver	263
Muskatnuss	210
Pfeffer	170
Ingwerpulver	140
Brennessel frisch	120
Dill frisch	85
Pfefferminze	75
Schnittlauch frisch	75
Zimt	61

Auszug der bekanntesten pflanzlichen Quellen für:

Eisen – *pro 100 g*

Obst	µg
Aprikose getrocknet	3840
Feige getrocknet	2706
Apfel getrocknet	2573
Pflaumen getrocknet	2436
Dattel getrocknet	1933
Holunderbeere frisch	1600
Johannisbeere schwarz frisch	1200
Reineclaude frisch	1100
Himbeere frisch	1000
Johannisbeere weiß frisch	1000
Erdbeere frisch	960
Brombeere frisch	900
Johannisbeere rot frisch	900
Kiwi frisch	800
Gemüse	**µg**
Pfifferling getrocknet	57556
Spirulina getrocknet	19803
Braunalge getrocknet	16566
Löwenzahn getrocknet	14853
Champignon getrocknet	14012
Mungobohnen reif frisch	9800
Hirse	9000
Sauerampfer frisch	8500
Wachsbohnen getrocknet	8043
Weizen Keim	7950
Sojabohnen getrocknet	7780
Linsen reif frisch	7500
Kichererbsen reif frisch	7000

www.vegan-sport.de

Eisen – pro 100 g

Nüsse - Ölsaat	µg
Kürbiskern	12480
Sesam frisch	10000
Mohn frisch	9500
Pinienkerne	9200
Leinsamen frisch	8200
Pistazie	7300
Sonnenblumenkern	6300
Mandel	4130
Nussmus	3898
Haselnuss frisch	3800
Mandelmus	3700
Kokosnuss Raspeln	3460
Kräuter - Gewürze	**µg**
Kreuzkümmel	69000
Kurkuma Gewürz	41420
Zimt	38100
Currypulver	29664
Thymian frisch	20045
Fenchelsamen getrocknet	16684
Kümmel	16230
Majoran	13374
Ingwerpulver	11520
Pfeffer	11200
Brennessel getrocknet	10484
Pfefferminze	9500
Oregano	7384
Lorbeer	6817

Auszug der bekanntesten pflanzlichen Quellen für:

Zink – pro 100 g

Obst	µg
Feige, getr.	1127
Aprikose, getr.	887
Pfirsich, getr.	804
Kokosfruchtfleisch	761
Himbeere	567
Apfel, getr.	563
Zwetschge, getr.	561
Kiwi	468
Pflaumen, getr.	365
Dattel, getr.	318
Johannisbeere, schwarz	290

Gemüse	µg
Roggen, Keim	19968
Zuckererbsen, getr.	17253
Weizenkeim	12120
Buchecker	9200
Champignon, getr.	7086
Yamsbohne, getr.	6811
Pfifferlinge, getr.	5732
Ingwer	4956
Goabohnen	4922
Steinpilze, getr.	4737
Hafer	4635
Roggen, Vollkorn	4197
Buchweizen	3880
Hirse	3706

www.vegan-sport.de

Zink – pro 100 g

Nüsse - Ölsaat	µg
Mohn	10200
Sesam	7153
Kürbiskern	7100
Kakaobohne	5670
Sonnenblumenkerne	5457
Pecannuss	5353
Pinienkerne, getr.	4420
Paranuss	4360
Mandeln	2889
Walnuss	2260
Cashewnuss, roh	2148
Leinsamen	1620
Kräuter - Gewürze	**µg**
Spirulina, getr.	9632
Borretsch, getr.	7532
Dill, getr.	7258
Alge, rot, getr.	7114
Löwenzahn, getr.	6271
Curry	3341
Chili, rot	2356
Muskatnuss	2156
Pfeffer, schwarz	1302
Pfefferminze	1248
Löwenzahn	1224

Auszug der bekanntesten pflanzlichen Quellen für:

Fluor – pro 100 g

Obst	µg
Pfirsisch, getr.	133
Feige, getr.	82
Aprikose, getr.	58
Apfel, getr.	53
Rharbarber	43
Johannisbeere, schwarz	27
Brombeere	26
Grapefruit	24
Erdbeere	23
Pfirsisch	21
Himbeere	21
Rosinen	21
Dattel, getr.	21
Gemüse	**µg**
Ingwer	400
Champignon, getr.	399
Roggen, Keim	294
Shiitakepilze, getr.	267
Buchweizen, Vollkorn	177
Roggen	152
Gerste	128
Spinat	120
Blattgemüse	118
Feldsalat	107
Schnittsalat	97
Hafer	95
Hirse	51

www.vegan-sport.de

Fluor – pro 100 g

Nüsse - Ölsaat	µg
Walnuss	563
Pecanuss	146
Cashewnuss, roh	143
Paranuss	121
Kakaobohne	112
Macademianuss	101
Kürbiskern	86
Mandeln	86
Sonnenblumenkerne	82
Leinsamen	73
Sesam	64
Mohn	38
Kräuter - Gewürze	**µg**
Tee, grün, getr.	9405
Spirulina, getr.	865
Alge, rot, getr.	688
Löwenzahn, getr.	381
Brennnessel, getr.	378
Chili, getr.	313
Dill, getr.	313
Curry	117
Petersilie	116
Alge, braun	100
Brennnessel	84
Löwenzahn	76
Thymian	70

Auszug der bekanntesten pflanzlichen Quellen für:

Kupfer – pro 100 g

Obst	µg
Hagebutte frisch	1800
Aprikose getrocknet	768
Apfel getrocknet	536
Pflaumen getrocknet	526
Zitrone frisch	350
Feige getrocknet	316
Dattel getrocknet	305
Avocado frisch	210
Johannisbeere schwarz frisch	141
Himbeere frisch	140
Johannisbeere weiß frisch	140
Litchi frisch	140
Aprikose frisch	130
Banane frisch	130
Gemüse	**µg**
Champignon getrocknet	4999
Pfifferling getrocknet	3933
Spirulina getrocknet	1821
Rotalge getrocknet	1683
Pilz chinesisch getrocknet	1520
Shiitakepilz getrocknet	1520
Erbsen grün getrocknet	1238
Weizen Keim	950
Hirse	850
Kichererbsen reif frisch	810
Braunalge getrocknet	803

www.vegan-sport.de

Kupfer – pro 100 g

Nüsse - Ölsaat	µg
Cashewkerne frisch	3700
Sonnenblumenkern	2270
Kürbiskern	1478
Sesam frisch	1460
Paranuss frisch	1300
Haselnuss frisch	1280
Pistazie	1180
Pinienkerne	1030
Walnuss frisch	880
Mandel	850
Kokosnuss Raspeln	670
Leinsamen frisch	400
Kräuter - Gewürze	**µg**
Brennessel getrocknet	1363
Kreuzkümmel	1290
Pfeffer	1130
Kümmel	1060
Muskatnuss	1030
Zimt	460
Currypulver	451
Ingwerpulver	450
Brennessel frisch	270
Basilikum	227
Dill frisch	220
Oregano	185
Majoran	183

Auszug der bekanntesten pflanzlichen Quellen für:

Fette   (Summe aller **essentiellen** Fettsäuren - Omega-3 und Omega-6-Fettsäuren) – pro 100 g

Obst	mg
Avocado frisch	2314
Limette frisch	1092
Feige getrocknet	965
Brombeere frisch	616
Pflaumen getrocknet	548
Zitrone frisch	310
Kiwi frisch	249
Apfel frisch	202
Gemüse	**mg**
Weizen Keim	3806
Kichererbsen getrocknet	3579
Pfifferling getrocknet	2861
Sojabohnen frisch	2828
Hafer ganzes Korn	2805
Löwenzahn getrocknet	1905
Champignon getrocknet	1818
Hirse	1666
Spirulina getrocknet	1103
Gerste	937

www.vegan-sport.de

Fette (Summe aller **essentiellen** Fettsäuren – Omega-3 und Omega-6-Fettsäuren) – pro 100 g

Nüsse - Ölsaat	mg
Mohnöl	72293
Leinöl	66967
Sonnenblumenöl	61443
Sojaöl	56462
Kürbiskernöl	51557
Walnuss frisch	42660
Sesamöl	42425
Rapsöl	31895
Mohn frisch	30661
Sonnenblumenkern	30166
Paranuss frisch	24906
Kürbiskern	23628
Pinienkerne	22733
Sesam frisch	22308
Leinsamen frisch	20793
Mandel	10271
Olivenöl	9332
Pistazie	7622
Haselnußssfrisch	6457
Cashewkerne frisch	3388
Oliven schwarz frisch	3354
Kräuter - Gewürze	**mg**
Krcuzkümmel	4970
Kümmel	3258
Currypulver	2262
Brennessel getrocknet	2140
Rosmarin	1405
Pfeffer	996
Oregano	978
Majoran frisch	634
Bohnenkraut	541
Basilikum	449

Auszug der bekanntesten pflanzlichen Quellen für:

Eiweiß (Summe **aller** Aminosäuren) – pro 100 g

Obst	mg
Feige getrocknet	5862
Aprikose getrocknet	5318
Hagebutte frisch	3600
Pflaumen getrocknet	3322
Holunderbeere frisch	2500
Rosinen	2460
Sultaninen	2460
Dattel getrocknet	2034
Avocado frisch	1900
Apfel getrocknet	1822
Feige frisch	1300
Himbeere frisch	1300
Johannisbeere schwarz frisch	1300
Gemüse	**mg**
Spirulina getrocknet	59783
Rotalge getrocknet	40887
Champignon getrocknet	38091
Weizen Keim	26600
Erbsen grün getrocknet	23749
Linsen reif frisch	23500
Mungobohnen reif frisch	23100
Erbsen reif frisch	22900

www.vegan-sport.de

Eiweiß (Summe **aller** Aminosäuren) – pro 100 g

Nüsse - Ölsaat	mg
Kürbiskern	24400
Leinsamen frisch	24400
Pinienkerne	24000
Sonnenblumenkern	22470
Mohn frisch	20200
Oelsamenmus	19660
Mandel	18720
Sesam frisch	17720
Pistazie	17640
Cashewkerne frisch	17500
Mandelmus	15080
Walnuss frisch	14400
Kräuter - Gewürze	**mg**
Brennessel getrocknet	30860
Kümmel	19800
Kreuzkümmel	17800
Fenchelsamen getrocknet	16728
Pfeffer	10900
Currypulver	9937
Kurkuma Gewürz	7801
Ingwerpulver	7400
Muskatnuss	5800
Brennessel frisch	5503
Kerbel frisch	4100
Pfefferminze	3800
Dill frisch	3700
Schnittlauch frisch	3580

Auszug der bekanntesten pflanzlichen Quellen für:

Eiweiß (Summe aller **essentiellen** Aminosäuren) – pro 100 g

Obst	mg
Hagebutte frisch	2008
Feige getrocknet	1879
Aprikose getrocknet	1854
Holunderbeere frisch	1393
Rosinen	753
Avocado frisch	708
Dattel getrocknet	632
Pflaumen getrocknet	626
Apfel getrocknet	509
Banane frisch	492
Himbeere frisch	419
Johannisbeere schwarz frisch	419
Brombeere frisch	384
Gemüse	**mg**
Spirulina getrocknet	21624
Rotalge getrocknet	19617
Champignon getrocknet	14178
Bohnen dick getrocknet	13166
Weizen Keim	12795
Erbsen reif frisch	12045
Linsen reif frisch	11560
Bohne weiß frisch	11224
Erbsen grün getrocknet	10965
Mungobohnen reif frisch	10417
Kichererbsen getrocknet	9003

Eiweiß (Summe aller **essentiellen** Aminosäuren) – pro 100 g

Nüsse - Ölsaat	mg
Kürbiskern	13982
Pinienkerne	13176
Leinsamen frisch	12152
Sonnenblumenkern	10739
Mohn frisch	10504
Cashewkerne frisch	9239
Sesam frisch	9196
Pistazie	8820
Mandel	8799
Paranuss frisch	7393
Walnuss frisch	6380
Haselnuss frisch	5838
Kokosnuss Raspeln	3143
Kräuter - Gewürze	**mg**
Brennessel getrocknet	11260
Kümmel	9918
Kreuzkümmel	8916
Fenchelsamen getrocknet	7142
Pfeffer	5276
Currypulver	3597
Brennessel frisch	2009
Ingwerpulver	1910
Kerbel frisch	1817
Schnittlauch frisch	1472
Pfefferminze	1376

Auszug der bekanntesten pflanzlichen Quellen für:
Essentielle Aminosäuren – pro 100 g

Isoleucin	mg	Leucin	mg
Spirulina getrocknet	2387	Spirulina getrocknet	3590
Sojabohnen getr.	1582	Rotalge getrocknet	2735
Rotalge getrocknet	1557	Sojabohnen getrocknet	2495
Champignon getr.	1528	Bohnen dick getrocknet	2023
Erbsen reif frisch	1282	Brennessel getrocknet	1837
Weizen Keim	1144	Bohne weiß frisch	1809
Kichererbsen frisch	1109	Kürbiskern	1806
Sonnenblumenkern	1101	Weizen Keim	1756
Leinsamen frisch	1098	Erdnuss frisch	1742
Kürbiskern	1074	Erbsen reif frisch	1718
Linsen reif frisch	1058	Linsen reif frisch	1692
Erdnuss frisch	1035	Pinienkerne	1680
Erbsen grün getr.	1022	Kidney-Bohnen frisch	1655
Kichererbsen getr.	995	Champignon getrocknet	1639
Cashewkerne frisch	928	Mungobohnen frisch	1617
Brennessel getr.	927	Leinsamen frisch	1562
Kidney-Bohnen frisch	906	Sonnenblumenkern	1505
Pinienkern	888	Kichererbsen frisch	1485
Mohn frisch	869	Erbsen grün getrocknet	1472
Mungobohnen frisch	855	Mohn frisch	1434
Pistazie	741	Kümmel	1346
Mandel	711	Kichererbsen getrocknet	1335
Sesam frisch	673	Limabohne getrocknet	1333
Löwenzahn getr.	661	Oelsamenmus	1317
Haselnuss frisch	634	Cashewkerne frisch	1278
Mandelmus	573	Pistazie	1270
Walnuss frisch	547	Mandel bitter	1254
Hafer ganzes Korn	538	Mandel süß	1254
Hirse	462	Sesam frisch	1240

www.vegan-sport.de

Essentielle Aminosäuren – pro 100 g

Lysin	mg	Methionin	mg
Spirulina getrocknet	2984	Rotalge getrocknet	856
Champignon getr.	2361	Paranuss frisch	815
Sojabohnen getr.	2107	Spirulina getrocknet	718
Mungobohnen frisch	1916	Sesam frisch	532
Bohnen dick getr.	1824	Leinsamen frisch	488
Saubohnen frisch	1670	Brennessel getrocknet	464
Linsen reif frisch	1645	Kürbiskern	464
Weizen Keim	1596	Mohn frisch	444
Kidney-Bohnen frisch	1591	Weizen Keim	426
Bohne weiß frisch	1576	Kümmel	416
Kürbiskern	1562	Sonnenblumenkern	404
Erbsen reif frisch	1557	Erbsen gekeimt frisch	395
Brennessel getrocknet	1542	Pinienkern	384
Rotalge getrocknet	1431	Kreuzkümmel	374
Erbsen grün getr.	1426	Sojabohnen getrocknet	352
Chinabohnen getr.	1404	Champignon getrocknet	347
Kichererbsen frisch	1346	Chinabohnen getrocknet	337
Kichererbsen getr.	1208	Fenchelsamen	317
Limabohne getrocknet	1115	Pistazie	300
Wachsbohnen getr.	1098	Cashewkerne frisch	280
Mohn frisch	1050	Erdnuss frisch	253
Erdnuss frisch	985	Kidney-Bohnen frisch	243
Leinsamen frisch	952	Erbsen grün getrocknet	238
Pistazie	935	Erbsen frisch	229
Pinienkerne	864	Mandel	225
Fenchelsamen getr.	803	Kichererbsen frisch	218
Sonnenblumenkern	786	Löwenzahn getrocknet	218
Löwenzahn getrocknet	778	Bohne weiß frisch	213
Kümmel	733	Hirse	207
Sojabohnen frisch	714	Wachsbohnen getrocknet	206
Linsen gekeimt frisch	711	Braunalge getrocknet	197
Cashewkerne frisch	700	Kichererbsen getrocknet	197
Oelsamenmus	688	Bohnen dick getrocknet	195

Essentielle Aminosäuren – pro 100 g

Phenylalanin	mg	Threonin	mg
Rotalge getrocknet	1837	Spirulina getrocknet	2094
Spirulina getrocknet	1790	Rotalge getrocknet	1880
Sojabohnen getr.	1614	Pfifferling getrocknet	1426
Leinsamen frisch	1220	Weizen Keim	1330
Bohnen dick getr.	1179	Champignon getrocknet	1180
Mungobohnen frisch	1178	Chinabohnen getrocknet	984
Linsen frisch	1175	Leinsamen frisch	976
Bohne weiß frisch	1172	Bohnen dick getrocknet	956
Kidney-Bohnen frisch	1149	Linsen frisch	940
Saubohnen frisch	1122	Brennessel getrocknet	927
Erbsen frisch	1099	Erbsen grün getrocknet	925
Brennessel getrocknet	1084	Bohne weiß frisch	916
Sonnenblumenkern	1056	Erbsen frisch	893
Kürbiskern	1049	Bohnen (Saubohnen)fr.	887
Champignon getro.	1028	Kidney-Bohnen frisch	884
Weizen Keim	984	Mohn frisch	869
Mandel	973	Sonnenblumenkern	809
Erbsen grün getr.	950	Kichererbsen frisch	772
Kichererbsen frisch	950	Mungobohnen frisch	762
Pfifferling getrocknet	947	Kürbiskern	756
Pistazie	900	Pinienkerne	720
Kümmel	891	Limabohne getrocknet	714
Pinienkern	888	Kümmel	713
Kichererbsen getr.	852	Erdnuß frisch	707
Sesam frisch	833	Kichererbsen getrocknet	696
Mohn frisch	828	Sesam frisch	673
Limabohne getrocknet	813	Kreuzkümmel	641
Kreuzkümmel	801	Fenchelsamen	635
Cashewkerne frisch	788	Cashewkerne frisch	613
Mandelmus	784	Wachsbohnen getrocknet	600
Fenchelsamen	669	Löwenzahn getrocknet	560
Löwenzahn getrocknet	588	Mandel	524
Hafer ganzes Korn	585	Pistazie	512
Sojabohnen frisch	547	Sojabohnen frisch	464

www.vegan-sport.de

Essentielle Aminosäuren – pro 100 g

Tryptophan	mg	Valin	mg
Spirulina getrocknet	597	Rotalge getrocknet	3556
Pfifferling getrocknet	510	Spirulina getrocknet	2387
Rotalge getrocknet	491	Kürbiskern	1684
Brennessel getrocknet	464	Sojabohnen getrocknet	1582
Sojabohnen getrocknet	423	Weizen Keim	1436
Leinsamen frisch	415	Leinsamen frisch	1366
Cashewkerne frisch	368	Cashewkerne frisch	1295
Kürbiskern	366	Mohn frisch	1293
Sonnenblumenkern	315	Bohnen dick getrocknet	1290
Champignon getrocknet	306	Bohne weiß frisch	1278
Kümmel	297	Linsen frisch	1269
Pinienkerne	288	Erbsen frisch	1260
Chinabohnen getrocknet	281	Brennessel getrocknet	1234
Erdnuss frisch	278	Champignon getrocknet	1222
Mungobohnen frisch	277	Erdnuss frisch	1212
Oelsamenmus	275	Pinienkerne	1200
Fenchelsamen	268	Sonnenblumenkern	1168
Kreuzkümmel	267	Bohnen (Saubohnen)fr.	1148
Weizen Keim	266	Pistazie	1076
Bohnen dick getrocknet	251	Erbsen grün getrocknet	1069
Sesam frisch	248	Kümmel	1069
Mohn frisch	242	Kidney-Bohnen frisch	1017
Limabohne getrocknet	218	Mungobohnen frisch	970
Löwenzahn getrocknet	210	Kreuzkümmel	961
Erbsen grün getrocknet	212	Mandel	955
Linsen frisch	212	Fenchelsamen	954
Saubohnen	209	Kichererbsen frisch	931
Erbsen frisch	206	Braunalge getrocknet	898
Braunalge getrocknet	197	Sesam frisch	868
Bohne weiß frisch	192	Kichererbsen getrocknet	836
Pistazie	176	Mandelmus	769
Haselnuss frisch	167	Haselnuss frisch	730
Kichererbsen getrocknet	162	Paranuss frisch	693
Mandel	150	Pfifferling getrocknet	656
Paranuss frisch	149	Hafer ganzes Korn	643

Rezepte

Bei der Auswahl der Rezepte habe ich darauf geachtet, dass die Mehrzahl der benötigten Lebensmittel aus dem regionalen Anbau erworben werden können.

Damit möglichst viele Rezepte im Alltag eingesetzt werden, in dem die Zeit meistens begrenzt ist, habe ich bei der Auswahl darauf geachtet, dass sie in kurzer Zeit realisierbar sind.

Die Rezepte habe ich in folgende Kategorien unterteilt:

Säfte / Smoothies

Süße Gerichte

Suppen

Rohkostbrote

Gemüsegerichte

Salatsossen

Dips / Aufstriche / Senf

Kräcker

Milchsäuregärung bei Gemüse

Bei vielen Lebensmitteln ist es meist nicht bekannt, dass diese auch in Rohkostqualität erhältlich sind.

Folgende Lebensmittel sind inzwischen auch <u>roh</u> erhältlich:

Kakaopulver

Carobpulver

Sojasoße (Nama Shoyu)

Cashewkerne. Üblicherweise werden diese erhitzt, um sie besser aus der Schale heraus zu lösen und die Haut, die sich zwischen Schale und Kern befindet zu entfernen. Es gibt aber Anbieter, die eine andere Prozedur beim Schälen verwenden und so eine Rohkostqualität gewährleisten.

Zur Wettkampfernährung oder bei sehr hoher Trainingsbelastung gibt es inzwischen sogar ein veganes Eiweißpräparat in Rohkostqualität.

www.vegan-sport.de

Erläuterungen: 1 EL =   Ein Esslöffel

                   1 TL =   Ein Teelöffel

                   1 Tasse = ca. 150 g

Wenn keine Gewichtsangaben vorhanden sind, nach Gefühl bzw. nach dem persönlichen Geschmack mehr oder weniger dosieren.

Bei der Verwendung eines Dörrgerätes habe ich keine Zeitangaben bei der Laufzeit angegeben. Diese ist sehr variabel in Abhängigkeit von Raumtemperatur, Luftfeuchtigkeit, Wassermenge, Feuchtigkeit der Zutaten und dem eigenen Geschmack.
Auf den Rost eines Dörrgerätes zunächst Backpapier legen und dann die Masse ausstreichen. Mit einem Messer die Masse in Stücke schneiden.
Die Temperatur sollte nicht höher als 40 Grad Celsius eingestellt werden. Bei dieser Temperatur bleiben die meisten Vitamine und Enzyme erhalten.

Einschränkungen bei der Lebensmittelauswahl

Einige Lebensmittel sind für den rohen Verzehr nicht geeignet, da sie Giftstoffe beinhalten, die erst durch das Erhitzen unschädlich gemacht werden: Auberginen, Kartoffeln (Solanin), Bohnen (grüne Bohnen, weiße Bohnen, Kidneybohnen, Sojabohnen), Rhabarber, Erdnüsse.
Mungobohnen können bedenkenlos verzehrt werden, da sie kein Phasin enthalten (Phasin besteht aus komplexen Proteinen, die negative Stoffwechselvorgange auslösen.)
Durch das Keimen von Bohnen wird der Gehalt an Phasin reduziert. Bei meinen Recherchen konnte ich leider nirgends Angaben finden, wie hoch die Reduzierung ist bzw. welche Menge ohne Bedenken verzehrt werden kann.
Quelle: 8

Ausstattung meiner Rohkostküche

Küchenmaschine mit Mixer
Entsafter
Dörrgerät
Keimgläser
Pürierstab

Keimlinge züchten

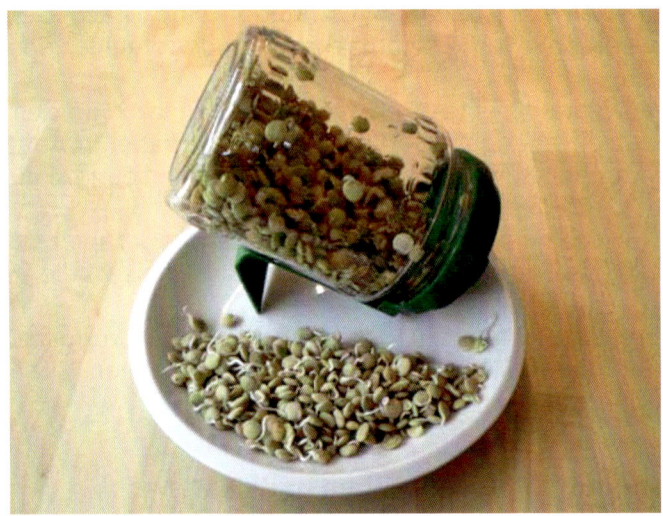

Zum Keimen eignen sich

- Hülsenfrüchte, wie z.B. Linsen, Erbsen

- Getreide, wie z.B. Hafer, Kamut, Dinkel,

- Samen, wie z.B. Sesam, Mohn, Gemüsesamen

Zu Beginn das Saatgut in einem mit Wasser gefüllten Keimglas einige Stunden einweichen.
Danach das Wasser abschütten und das Keimglas schräg stellen. Jeden Tag morgens und abends das Keimglas mit kaltem Wasser füllen, so dass das Keimgut mit Wasser gut umspült wird und das Wasser wieder ablaufen lassen. Diesen Vorgang so lange wiederholen, bis die Länge des Keimlings 5 mm erreicht hat (bei Sesam oder Mohn 2 mm).
Die Keimlinge bis zum Verzehr im Kühlschrank aufbewahren.

www.vegan-sport.de

Säfte / Smoothies

Gerstengrassaft / Weizengrassaft

Gerstengrasblätter oder Weizengrasblätter

50% Karotten

50% Äpfel

Eventuell ein Stück Ingwer und etwas Zitronensaft.

Zubereitung:
Alle Zutaten in einen Entsafter geben.

Rote Beetesaft

50% Rote Rüben

50% Karotten

Zubereitung:
Alle Zutaten in einen Entsafter geben.

Smoothie – Südfrüchte

2 Bananen   1 Mango

2 Mandarinen   etwas Wasser

Zubereitung:
Alle Zutaten in einen Mixer geben. Die beizufügende Wassermenge ist abhängig vom persönlichen Geschmack, Größe und Saftmenge der Früchte.

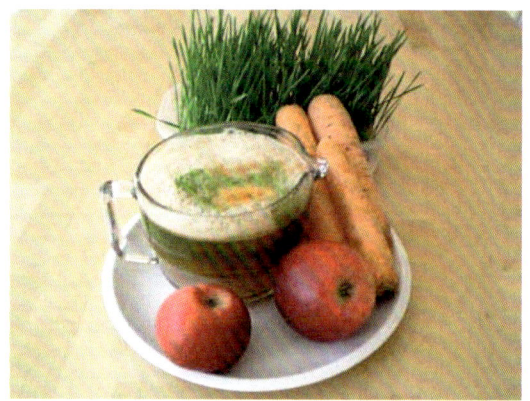

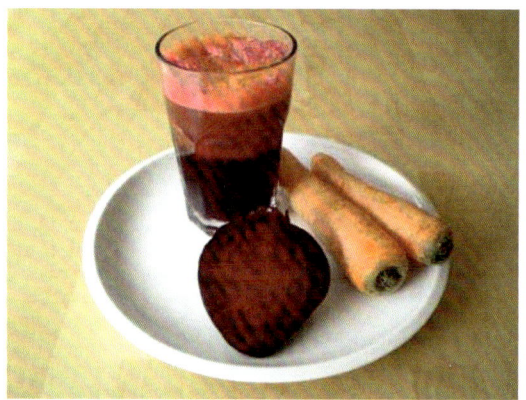

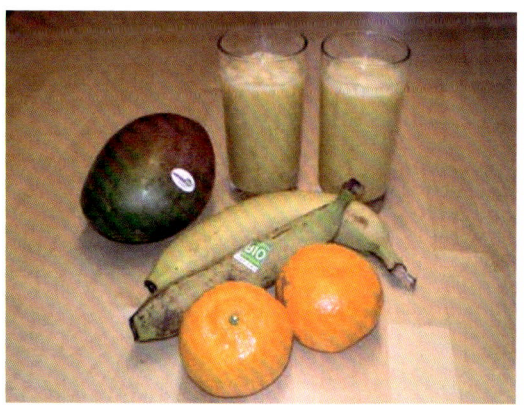

Smoothie - Brennessel

2 Bananen	2 Mango
150 g Brennesselblätter	1 Liter Wasser

Zubereitung:
Alle Zutaten in einen Mixer geben.

Smoothie – Brokkoli

500 g Brokkoli	1 Banane
80 g Rosinen	Wasser
30 g Ingwer	Saft einer Zitrone

Zubereitung:
Alle Zutaten in einen Mixer geben.

Smoothie – Ananas

einige Wirsingblätter	1 Ananas
Wasser	30 g Ingwer
Saft einer Zitrone	

Zubereitung:
Alle Zutaten in einen Mixer geben.

 www.vegan-sport.de

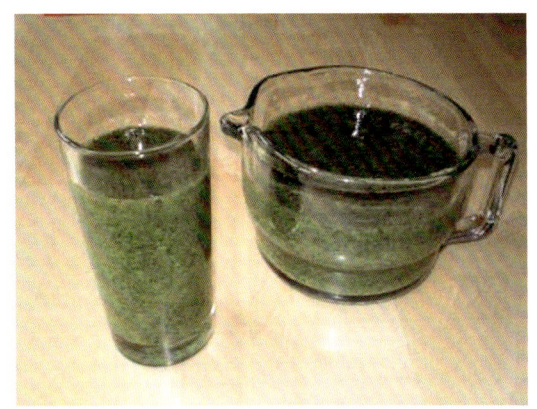

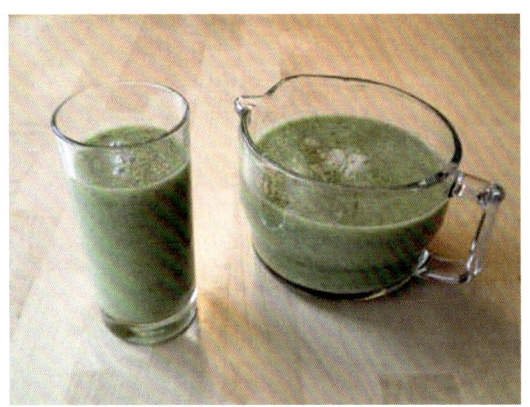

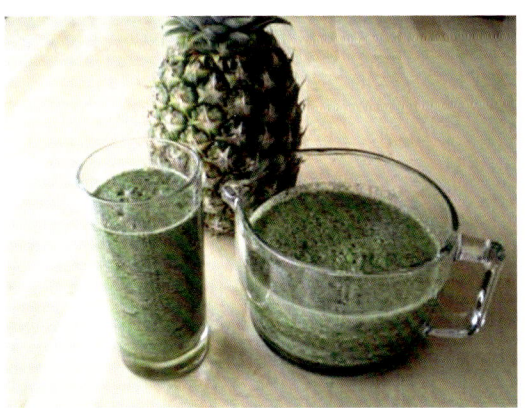

Smoothie – Löwenzahn

5 Birnen   Löwenzahnblätter

Wasser

Zubereitung:
Alle Zutaten in einen Mixer geben.

Smoothie – Orangen

5 Orangen   500 g Brokkoli

Wasser

Zubereitung:
Alle Zutaten in einen Mixer geben.

Smoothie – Salat/Apfelmost

Rotblättriger Kopfsalat (einige Blätter)

1 Banane   200 ml Apfelmost

2 Pflaumen   Wasser

Zubereitung:
Alle Zutaten in einen Mixer geben.

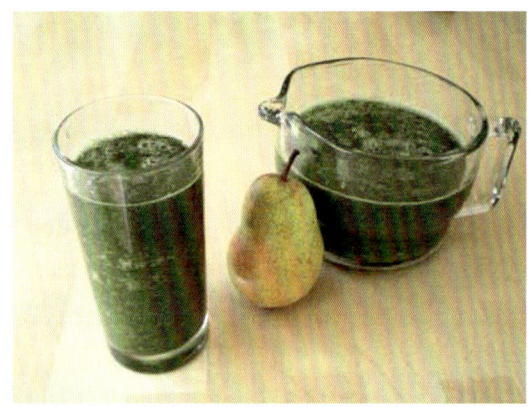

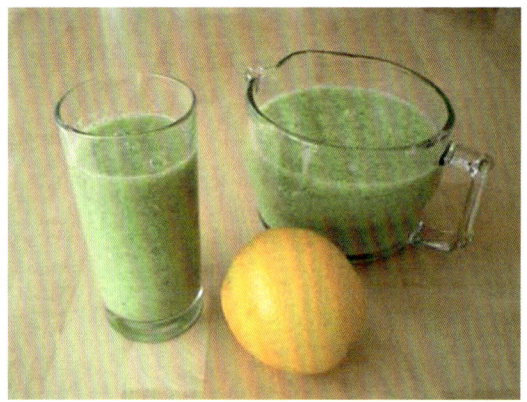

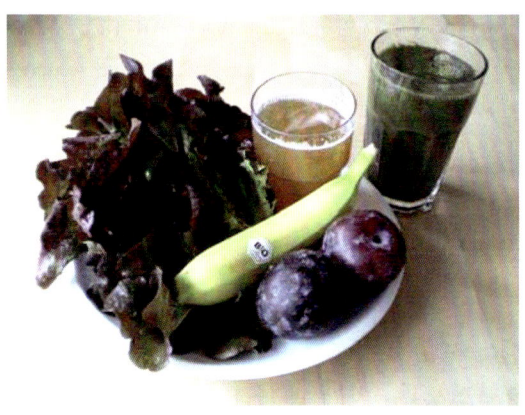

Süße Gerichte

Kokossalat - Süß

½ Kokosnuss, plus die Kokosmilch der Kokosnuss

100g Rosinen   50 g Mandeln

50 g Haselnüsse   15 g gemahlener Mohn

½ Zitrone

Zubereitung:
Das Fruchtfleisch der Kokosnuss, die Mandeln und die Haselnüsse im Mixer zerkleinern. Mit den Rosinen, dem Zitronensaft und der Kokosmilch vermischen und ziehen lassen.
Den Mohn in einer Mohnmühle zermahlen (oder gekeimten Mohn verwenden) und darüber streuen. Für eine Portion.

Süßer Karottensalat

150 g Karotten   30 g Rosinen

1 Apfel   Zitronensaft

etwas Agavendicksaft   1 EL Sonnenblumenöl

Salz   50 g gehackte Haselnüsse

Zubereitung:
Den Apfel und die Karotten in einer Küchenmaschine in feine Streifen schneiden und mit allen Zutaten vermischen. Für eine Portion.

Schokocreme

3 reife Avocados   Vanille

10 EL Carobpulver oder rohes Kakaopulver

60 g Agavendicksaft

Zubereitung:
Das Fruchtfleisch der Avocados in eine Schüssel geben. Die anderen Zutaten hinzufügen und mit einem Pürierstab vermischen. Am besten gekühlt servieren.

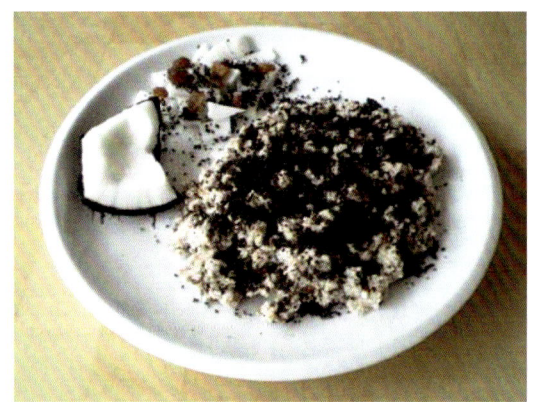

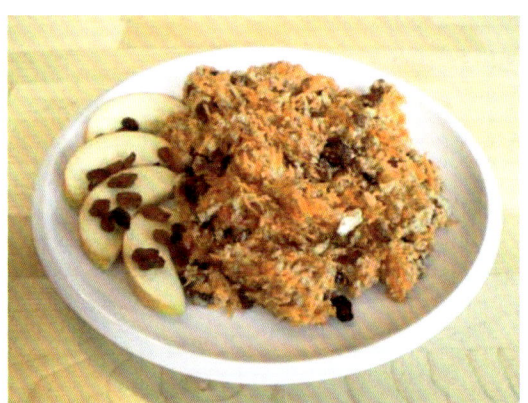

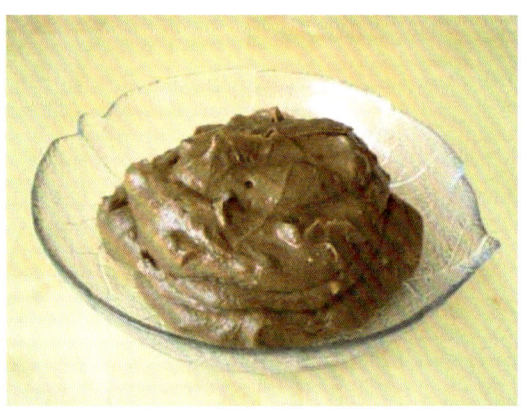

Schokodessert

200 g Cashewkerne	Trauben zur Dekoration
180 ml Wasser	15 g rohes Kakaopulver
15 g Agavendicksaft	30 g Rosinen
30 g gehackte Haselnüsse	1 Banane

Zubereitung:
Die Cashewkerne in einem Mixer fein mahlen und mit den anderen Zutaten vermischen. Das Dessert mehrere Stunden ziehen lassen. Die Banane halbieren und das Schokodessert darüber geben. Das Dessert ist ausreichend für mehrere Portionen.

Dattel-Kokoskugeln

1 Tasse Kokosflocken	3/4 Tasse Datteln
¼ Tasse Rosinen	

Zubereitung:
Alle Zutaten in einer Küchenmaschine zerkleinern bis etwas Fett austritt und zu Kugeln formen. Die fertigen Kugeln in Kokosflocken wälzen.

Kokoskugeln

2 Tassen Kokosflocken	2 Tassen Rosinen

Zubereitung:
Alle Zutaten in einer Küchenmaschine zerkleinern bis etwas Fett austritt und zu Kugeln formen. Die fertigen Kugeln in Kokosflocken wälzen.

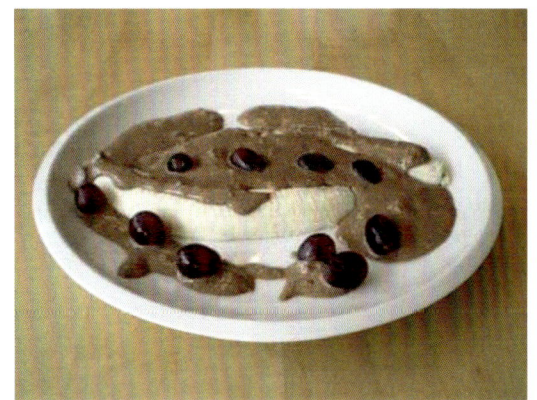

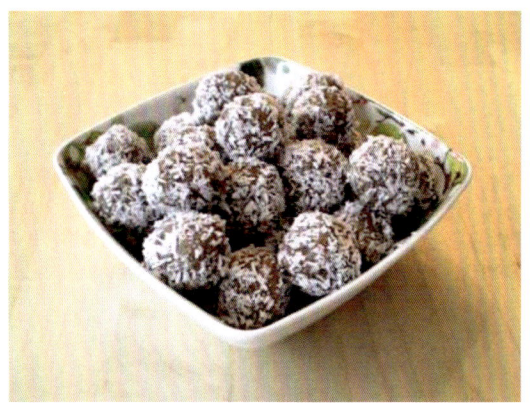

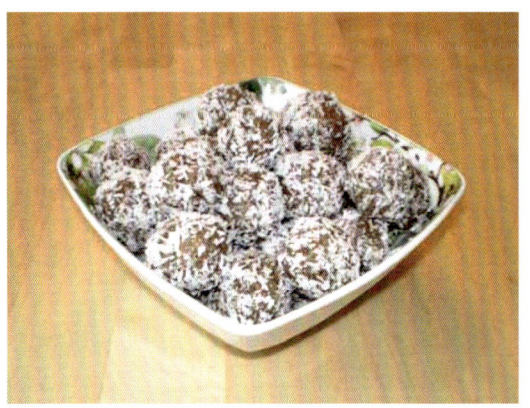

Mohnkugeln

1 Tasse Rosinen   1 Tasse Feigen

1 Tasse Cashewkerne   1 Tasse gemahlener Mohn

Zubereitung:
Alle Zutaten in einer Küchenmaschine zerkleinern bis etwas Fett austritt und zu Kugeln formen.

Dattelkugeln

1 Tasse Mandeln   3/4 Tasse Datteln

¼ Tasse Rosinen

Zubereitung:
Alle Zutaten in einer Küchenmaschine zerkleinern bis etwas Fett austritt und zu Kugeln formen.

Mandelkekse

Saft einer Zitrone   200 g Mandeln

80 g Agavendicksaft   200 g Haselnüsse

1 Tasse Leinsaat   50 g Rosinen

300 ml Wasser

Die geraspelte Schale von 2 Bio-Zitronen.

Zubereitung:
Alle Zutaten in einem Mixer zerkleinern und auf einem Rost eines Dörrgerätes ausbreiten. In Stücke schneiden und in dem Dörrgerät bei maximal 40 Grad trocknen.

www.vegan-sport.de

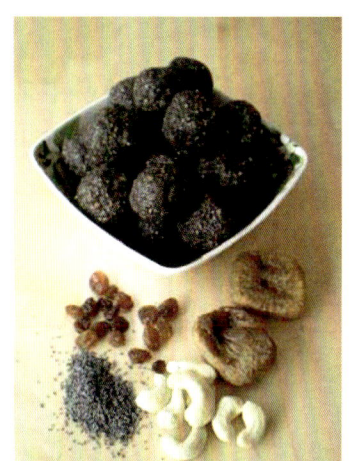

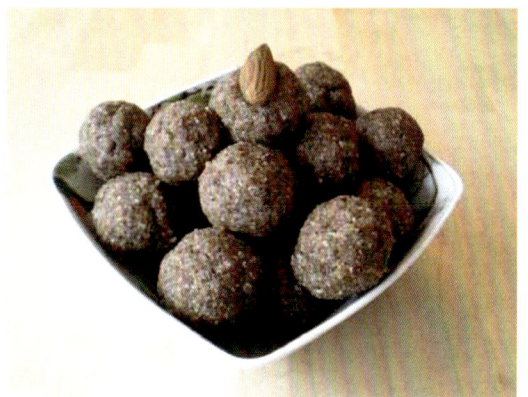

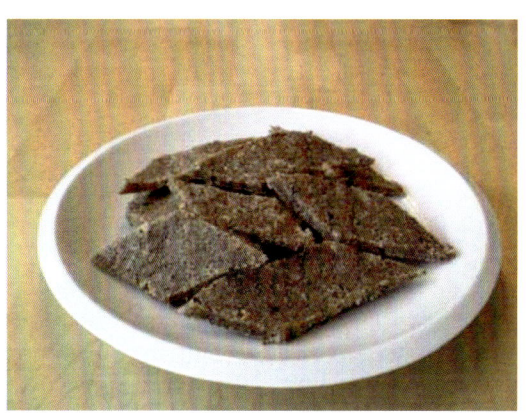

Dattelkekse *Quelle: 1*

300 ml Wasser	200 g Datteln
100 g Braunhirse	30 g Leinsamen
30 g Carobschote	Vanille
100 g gekeimte Sonnenblumenkerne	

Zubereitung:
Alle Zutaten in einem Mixer zerkleinern und auf einem Rost eines Dörrgerätes ausbreiten. Danach die ausgestrichene Masse in Stücke schneiden und in dem Dörrgerät bei maximal 40 Grad trocknen.

Energieriegel

200 g gekeimten Mohn	200 g Mandeln
200 g Rosinen	1 Tasse Leinsaat
3 Zitronen (Saft)	60 g Agavendicksaft
400 ml Wasser	

Zubereitung:
Alle Zutaten in einem Mixer zerkleinern und auf einem Rost eines Dörrgerätes ausbreiten. Danach die ausgestrichene Masse in Stücke schneiden und in dem Dörrgerät bei maximal 40 Grad trocknen.

Obstboden – Ananas

250 g Mandeln	250 g Walnüsse
50 g Datteln	300 g Ananas
100 g Erdbeeren	½ Banane

Zubereitung:
Mandeln, Walnüsse und Datteln einige Stunden in Wasser einweichen und in einem Mixer zerkleinern. Daraus den Obstboden formen. Ananas in Stücke schneiden und auf dem Boden verteilen. Die Erdbeeren und die Banane in einem Mixer zerkleinern und auf den Ananasstücken verteilen.

www.vegan-sport.de

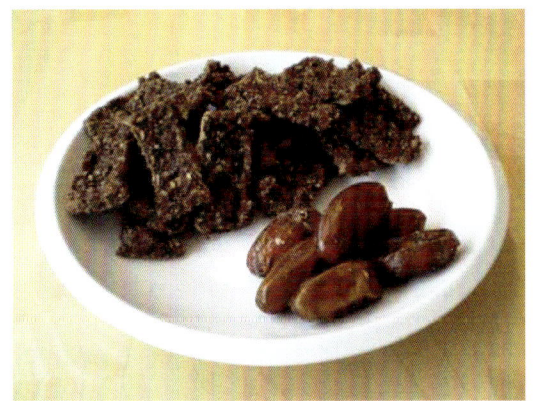

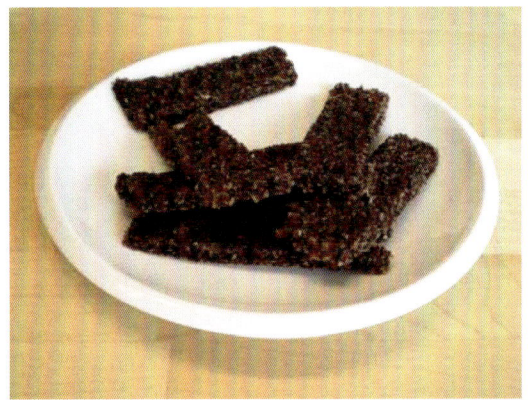

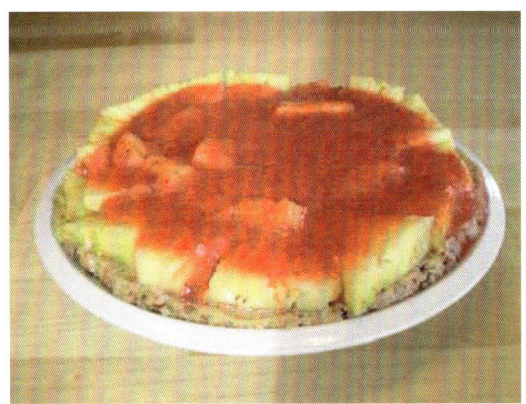

Obstboden – Erdbeeren

250 g Mandeln

250 g Walnüsse

50 g Datteln

300 g Erdbeeren

¼ Ananas

½ Banane

Zubereitung:

Mandeln, Walnüsse und Datteln einige Stunden in Wasser einweichen und in einem Mixer zerkleinern. Daraus den Obstboden formen. Die Erdbeeren auf dem Boden verteilen.
Die Ananas und die Banane in einem Mixer zerkleinern und auf den Erdbeeren verteilen.

Müsli

50 g gemahlene Mandeln

½ Zitrone (Saft)

50 g Rosinen

20 g gemahlener/ gekeimter Mohn

Obst der Saison

Wasser

100 g gemahlenes Kastanienpulver oder gemahlene Braunhirse

Zubereitung:

Mandeln, Kastanienpulver und Rosinen in Wasser und Zitronensaft einweichen. Obst klein schneiden und verteilen. Den Mohn darüber streuen.

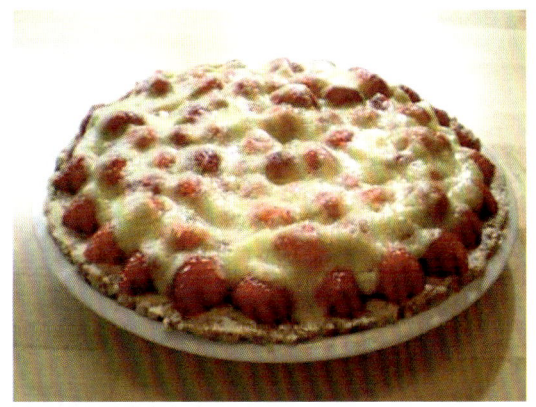

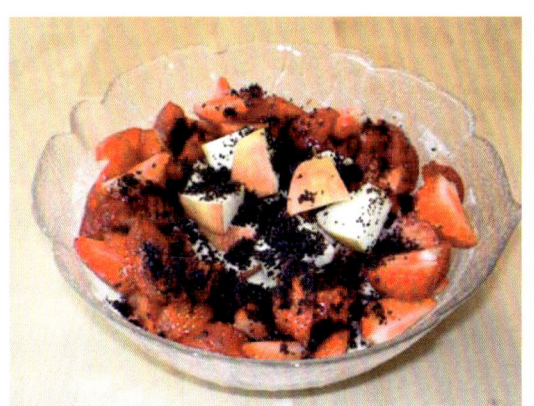

Suppen

Karottensuppe

180 g Karotten	50 g Walnüsse
½ Avocado	250 ml Wasser
½ Bund Petersilie	1 TL Suppengewürz
½ Zitrone Salz	1 EL Rapsöl

Zubereitung:
Alle Zutaten im Mixer zerkleinern. Die Suppe mit der restlichen Petersilie und Walnüssen dekorieren. Für 2 Portionen.

Seegrassuppe

2 EL Seegras / Wakame	250 ml Wasser
20 g Zwiebel	20 g Karotten
2 Champignons	2 TL Suppengewürz
1 EL Sonnenblumenöl	Schnittlauch

Zubereitung:
Die Zwiebel, Karotten und Champignons zerkleinern. Alle Zutaten vermischen. Zum Schluss den Schnittlauch darauf verteilen. Für eine Portion.

Maissuppe

400 g Mais	200 g Salatgurke
100 g Zwiebel	100 ml Wasser
100 g gekeimte Sonnenblumenkerne	4 TL Suppengewürz
4 EL Sonnenblumenöl	Salz
Paprikapulver	Schnittlauch

Zubereitung:
Alle Zutaten in einen Mixer geben und zerkleinern. Zum Schluss den Schnittlauch und das Paprikapulver auf der Suppe verteilen. Für 3-4 Portionen.

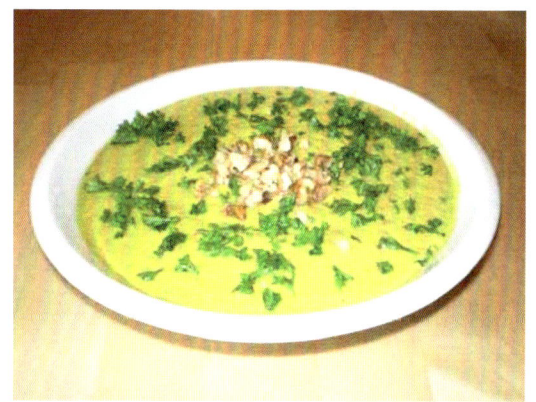

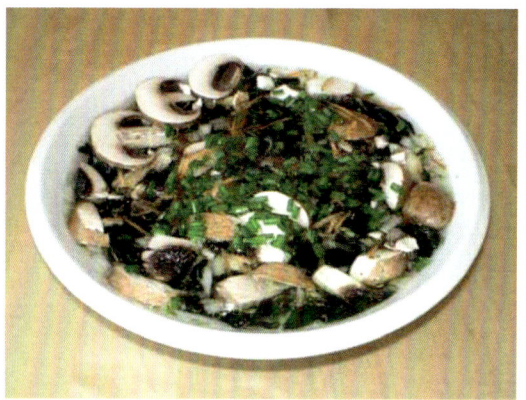

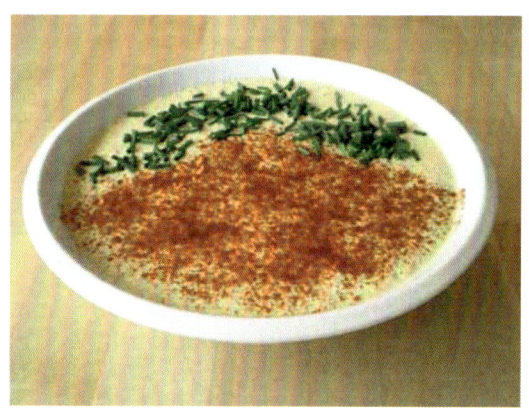

Spinatsuppe

100 g Spinatblätter

100 g gekeimter Dinkel

3 TL Miso

300 g Wasser

Muskatnusspulver

Zubereitung:
Alle Zutaten in einen Mixer geben und zerkleinern. Für 2 Portionen.

Gemüsesuppe

400 g Tomaten

1 Paprikaschote

2 Knoblauchzehen

200 g Salatgurke

100 g Zwiebel

2 TL Suppengewürz

4 EL Rapsöl, Salz, Pfeffer, 40 g Ingwer, Petersilie, Schnittlauch

Zubereitung:
Alle Zutaten in einen Mixer geben und zerkleinern. Zum Schluss die Petersilie, Schnittlauch, und einen klein geschnittenen Pilz auf der Suppe verteilen. Für 3-4 Portionen.

Suppengewürz

Wenn ein Rohkost-Suppengewürz nicht zu erwerben ist, kann man eine Mischung auch selbst herstellen.

20 g Salz, 150 g Lauch, 20 g Petersilie, 25 g Sellerieblätter,

1 g Pfeffer, 1 g Muskatnuss, 150 g Karotten, 150 g Sellerie,

10 g Curcuma, 10 g Ingwer, 40 g Sonnenblumenöl, 150 g Zwiebel,

15 g Agavendicksaft, 1 Bund Schnittlauch

Zubereitung:
Je nach Geschmack die Anteile der einzelnen Zutaten variieren. Alle Zutaten mit einem Pürierstab zerkleinern, auf dem Rost eines Dörrgerätes ausbreiten und bei maximal 40 Grad trocknen. Nach dem Trocknen fein zerbröseln und in einem Schraubglas aufbewahren.

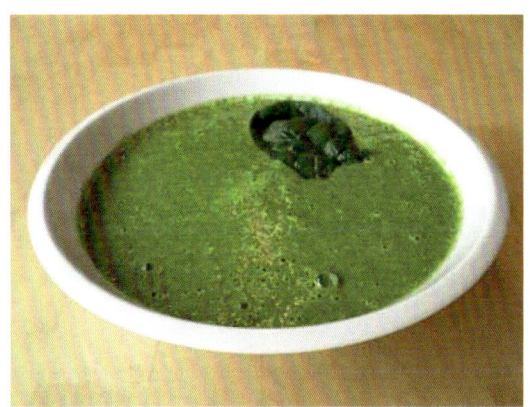

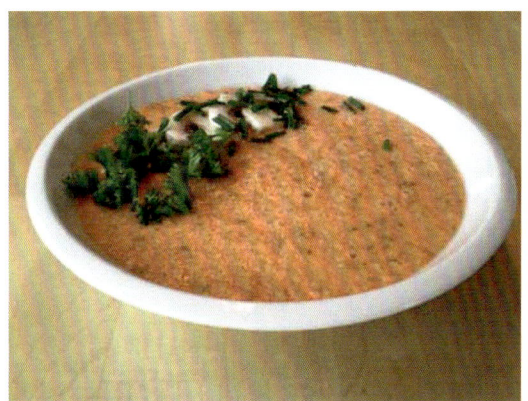

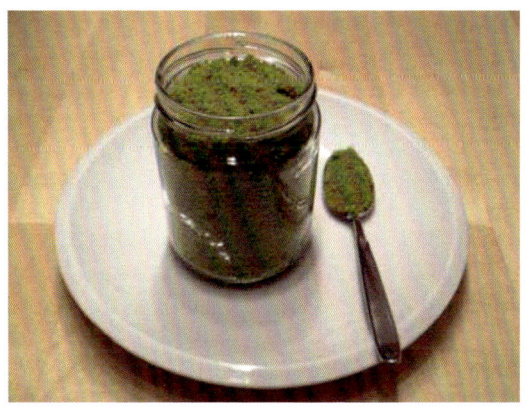

Rohkostbrote

Maisbrot

300 g Hafer oder 300 g Quinoa | 1 kg Maiskörner

2 Tomaten | 50 g Zwiebel

2 EL Salz | 2 EL Olivenöl | 1 Tasse Leinsaat

Zubereitung:
Alle Zutaten in einem Mixer zerkleinern und auf dem Rost eines Dörrgerätes ausbreiten. Danach die ausgestrichene Masse in Stücke schneiden und in dem Dörrgerät bei maximal 40 Grad trocknen.

Kamutbrot

500 g gekeimter Kamut | 6 Tomaten

1 rote Paprika | 50 g Zwiebel

1 Peperoni | 2 EL Olivenöl | 1 Tasse Leinsaat

1 EL Salz | 1 EL Basilikum (alternativ 1 EL Brotgewürz)

Zubereitung:
Alle Zutaten in einem Mixer zerkleinern und auf dem Rost eines Dörrgerätes ausbreiten. Danach die ausgestrichene Masse in Stücke schneiden und in dem Dörrgerät bei maximal 40 Grad trocknen.

Kräuterbrot

500 g gekeimter Roggen | 50 g gemahlener Leinsamen

200 g gemahlene Nüsse (z.B. Walnüsse, Paranüsse, Cashewkerne)

Salz, Olivenöl, Bund Petersilie + Schnittlauch, etwas Wasser

Zubereitung:
Alle Zutaten mit einem Pürierstab zerkleinern und auf dem Rost eines Dörrgerätes ausbreiten. Danach die ausgestrichene Masse in Stücke schneiden und in dem Dörrgerät bei maximal 40 Grad trocknen.
Brotvarianten: Gekeimter Hafer + gemahlene Mandeln, oder gekeimter Dinkel + gemahlene Haselnüsse. Bei beiden Varianten keine Kräuter hinzugeben.

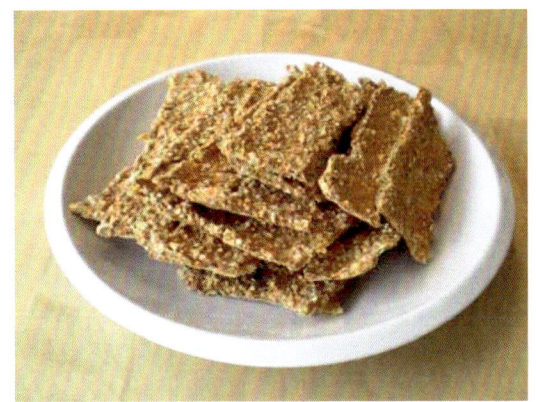

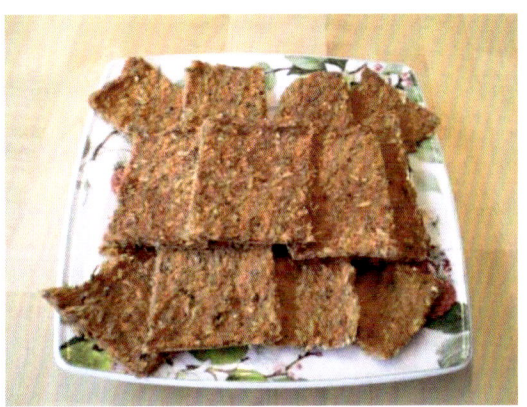

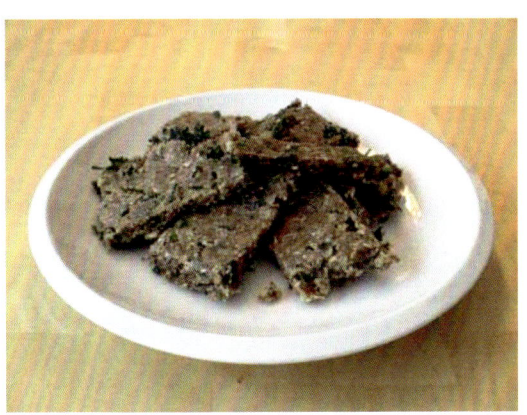

Gemüsegerichte

Seegrassalat

2 EL Seegras / Wakame

20 g Zwiebel

2 TL Sojasoße / Nama Shoyu

100g Sojasprossen

2 TL Rapsöl

1 große Tomate

Zubereitung:
Das Seegras kurz einweichen.
Alle Zutaten vermischen und ziehen lassen.
Für eine Portion.

Rucolasalat

40 g Rucola

20 g Zwiebel

1 EL Leinöl

Pfeffer

1 Maiskolben

1 Tomate

Einige frische Basilikumblätter

Salz

Zubereitung:
Von dem Maiskolben die Maiskörner abschneiden. Die Zwiebel zerkleinern. Alle Zutaten vermischen und ziehen lassen. Die Tomate in Scheiben schneiden. Für eine Portion.

Kokossalat - Scharf

½ Kokosnuss

100 g Linsen

½ Paprikaschote

Petersilie

1 Peperoni, plus Dekoration

Chilipulver

1 EL Sonnenblumenöl

Salz

Zubereitung:
Das Fruchtfleisch einer halben Kokosnuss im Mixer zerkleinern. Das Gemüse waschen und klein schneiden. Alle Zutaten vermischen und ziehen lassen. Für eine Portion.

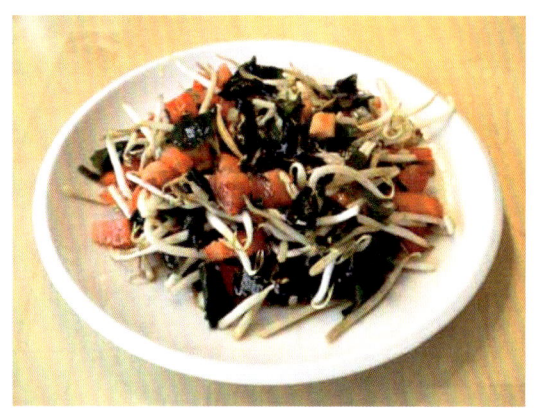

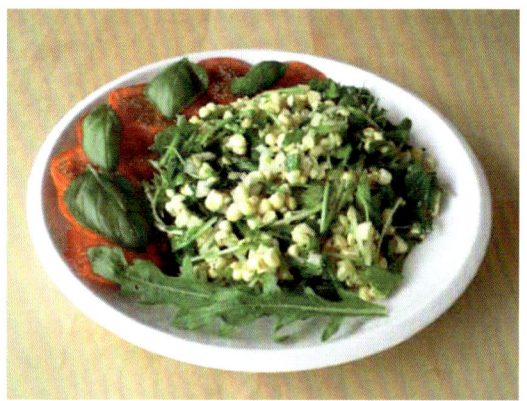

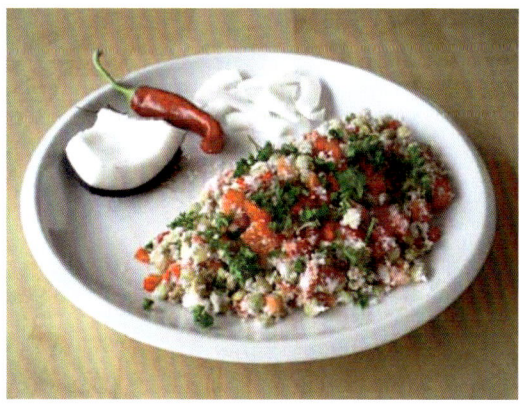

Karotten-Ananas-Salat

150 g Karotten

etwas Zitronensaft

2 EL Rapsöl, Salz, Petersilie

etwas Agavendicksaft150 g

Ananasstücke + ¼ Ananas

Zubereitung:
Die Ananas in Stücke schneiden. Die Karotten in der Küchen-maschine in feine Streifen schneiden und mit allen Zutaten vermischen. Für eine Portion.

Kelp-Nudeln-Salat

250 g Kelp-Nudeln (Algen)

Salz

20 g Zwiebeln

2 EL Sonnenblumenöl

2 EL Karotten

2 EL rote Paprika

2 EL Sojasoße (Nama Shoyu)

Zubereitung:
Die Karotten und die Paprika in der Küchenmaschine in feine Streifen schneiden und mit allen Zutaten vermischen. Ausreichend für mehrere Portionen.

Sojasprossensalat

2 TL Miso

100g Sojasprossen

20 g Zwiebel

2 Karotten

2 TL Olivenöl

Petersilie

etwas Wasser

Zubereitung:
Das Miso mit dem Wasser, der Zwiebel und dem Olivenöl vermischen. Die Sojasprossen hinzufügen. Die Karotten in der Küchenmaschine zerkleinern und darüber streuen. Zum Schluss die Petersilie darauf verteilen. Für eine Portion.

www.vegan-sport.de

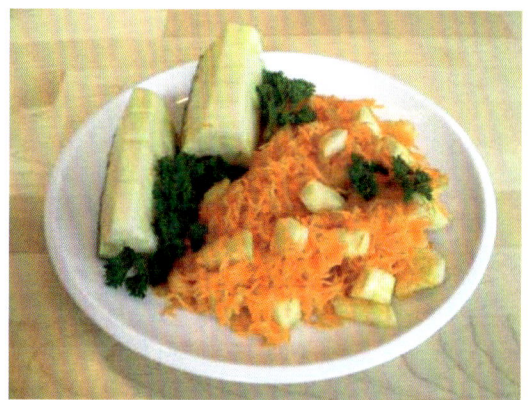

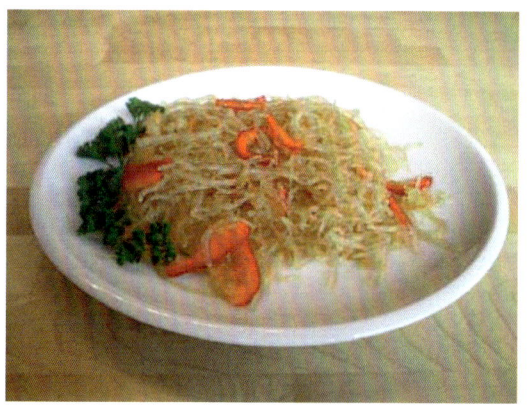

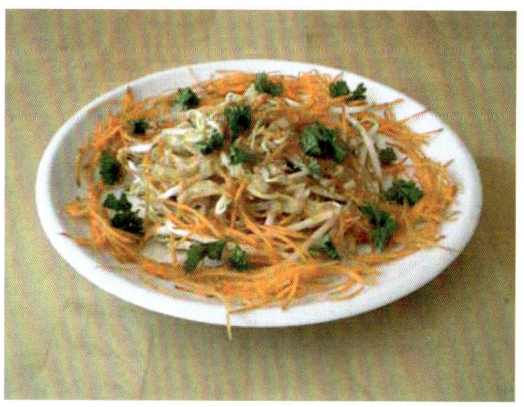

Nori-Sushi

300 g gekeimte Sonnenblumenkerne Noriblätter

200 g Karotten   Gurkenstreifen

Salz, Curry   3 EL Olivenöl

2 EL Currypaste (Inhalt u.a. Koriander, Rapsöl, Kreuzkümmel,

Chilipulver, Knoblauch, Ingwer, Kurkuma)

Zubereitung:
Die Sonnenblumenkerne und die Möhren in einem Entsafter (mit dem Pürieraufsatz) zermusen. Mit den anderen Zutaten vermischen und auf ein Noriblatt aufbringen.
Mit einem scharfen Messer die Rolle zerschneiden.

Linsensalat

100g gekeimte Linsen   1 Tomate

20 g Zwiebel   Suppengewürz

1 EL Leinöl, Pfeffer, Salz

Zubereitung:
Tomaten und Zwiebeln zerkleinern und mit allen Zutaten vermischen. Als Beilage einige Gurkenscheiben und eine halbe Avocado. Eine Portion.

Kohlrabisalat

400g Kohlrabi   100 g Sonnenblumenkerne

2 EL Rapsöl   Suppengewürz

Petersilie   Pfeffer

Salz, Thymian, ½ Zitrone (Saft)

Zubereitung:
Den Kohlrabi schälen und in einer Küchenmaschine ganz fein schneiden. Die Kräuter zerkleinern, den Saft einer halben Zitrone hinzugeben und mit allen Zutaten vermischen.
Ausreichend für mehrere Portionen.

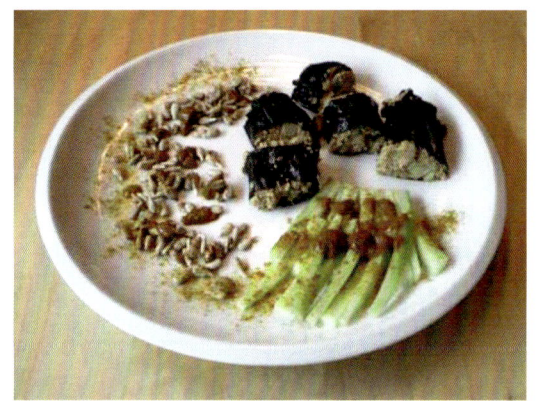

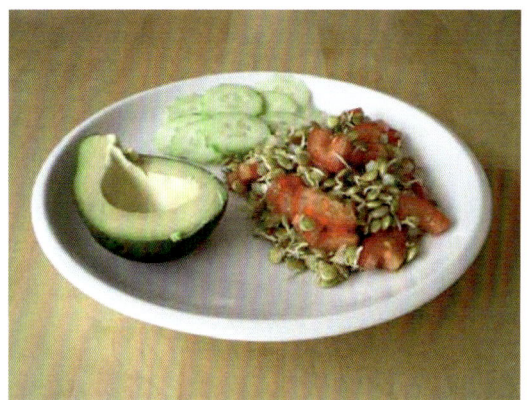

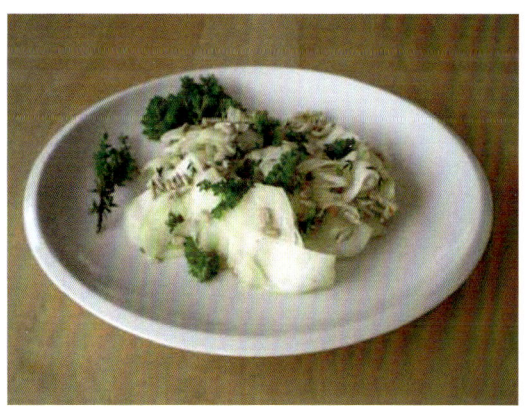

Karottensalat

500g Karotten	100 g Walnüsse
2 EL Kürbiskernöl	1 Pfirsich

Pfeffer, Salz, Saft einer ½ Zitrone

Zubereitung:
Die Karotten in einer Küchenmaschine in Streifen schneiden. Den Pfirsich und die Walnüsse zerkleinern, den Saft einer halben Zitrone hinzugeben und mit allen Zutaten vermischen.
Ausreichend für mehrere Portionen.

Pilze mit Senfsoße

500g Champignons	30 g Zwiebel
2 EL Olivenöl	2 TL Suppengewürz

Petersilie, 60 g Senf, 1 Zitrone (Saft)

Zubereitung:
Die Pilze klein schneiden. Die restlichen Zutaten in einen Mixer geben, zerkleinern und mit den Pilzen vermischen.
Ausreichend für mehrere Portionen.

Ingwerpilze (scharf)

500 g Champignons	20 g Zwiebel
30 g Ingwer	100 g Trauben
1 Zitrone (Saft)	2 Peperoni
1 TL Garam Masala	Prise Suppengewürz
2 EL Rapsöl	

Zubereitung:
Die Pilze klein schneiden. Die restlichen Zutaten in einen Mixer geben und zerkleinern. Zum Abschluss die Soße mit den Pilzen und den Trauben vermischen.
Ausreichend für mehrere Portionen.

www.vegan-sport.de

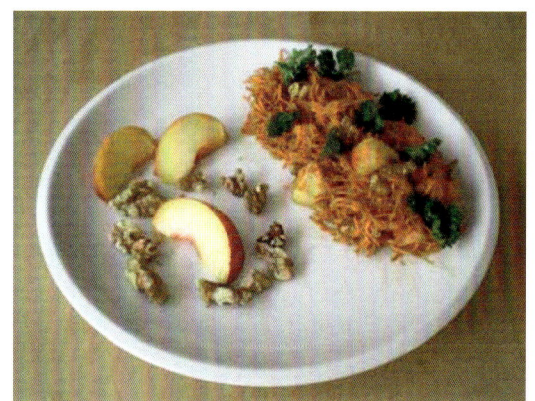

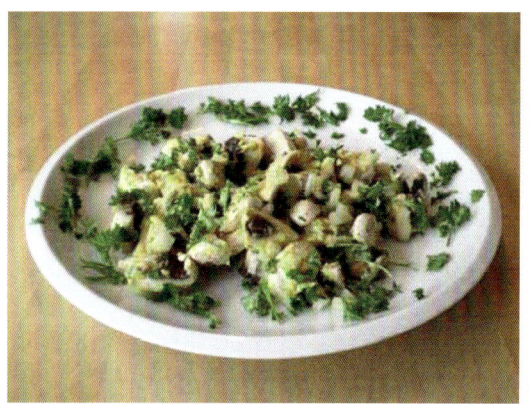

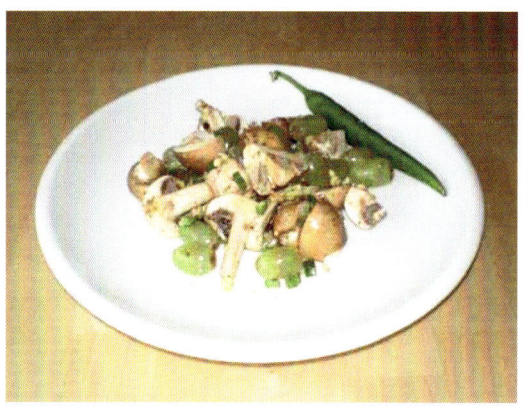

Sellerie-Karottensalat

200 g Sellerie   100 g Karotten

Zitronensaft   Salz

Pfeffer, 2 EL Olivenöl, Eisbergsalat, Schnittlauch

Zubereitung:
Den Sellerie und die Karotten in einer Küchenmaschine in Streifen schneiden und mit den anderen Zutaten vermischen.
Ausreichend für mehrere Portionen.

Rosenkohlsalat

100 g Selleriestreifen   400 g Rosenkohl

10 g Kombualge   Sojasoße (Nama Shoyu)

4 EL Sonnenblumenöl   Wasser

Pfeffer, Salz, 1 Peperoni, 2 TL Suppengewürz

1 Tomate mit Basilikum als Beilage

Zubereitung:
Den Rosenkohl, Zwiebel und Peperoni klein schneiden und mit den restlichen Zutaten vermischen. Ausreichend für mehrere Portionen.

Bunter Salat

100 g Zucchini   Salz

100 g rote Paprika   Feldsalat

100 g Brokkoli   Mandelsoße (siehe Rezepte)

Zubereitung:
Zucchini, Paprika und Brokkoli in einer Küchenmaschine in Streifen schneiden und mit den anderen Zutaten vermischen.
Die Mandelsoße darüber geben.
Ausreichend für mehrere Portionen.

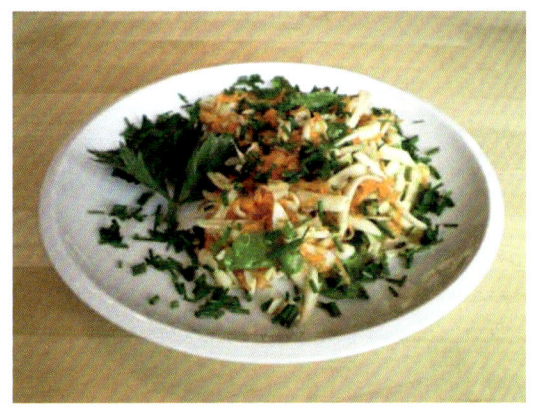

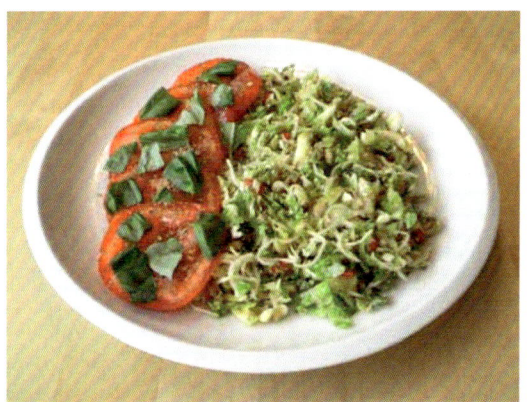

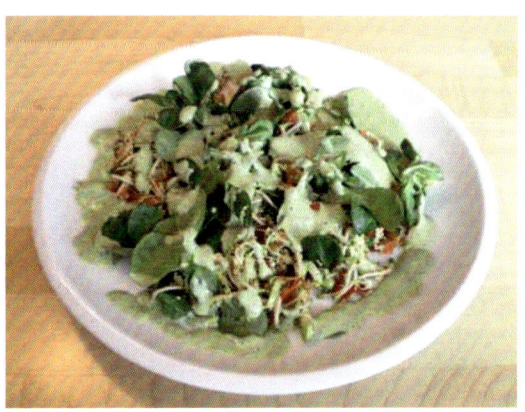

Wildkräutersalat

1 Handvoll Brennnessel   1 Tomate

1 Handvoll Löwenzahnblätter   Zwiebel

1 EL Sonnenblumenöl, Pfeffer, Salz, Oliven, etwas Zitronensaft

Zubereitung:
Die Wildkräuter klein schneiden. Tomaten und Zwiebeln zerkleinern und mit allen Zutaten vermischen. Eine Portion.

Kohlrabisalat

50 % Kohlrabi   50 % Karotten

Pfeffer   Salz

Sonnenblumenöl

Zubereitung:
Die Karotten und den Kohlrabi in einer Küchenmaschine fein raspeln und mit den anderen Zutaten vermischen.

Krautsalat

Weißkohl   Paprika

Olivenöl   Salz

Zitronensaft

Zubereitung:
Den Weißkohl und die Paprika fein hobeln und mit den anderen Zutaten vermischen. Vor dem Essen einige Tage im Kühlschrank stehen lassen.

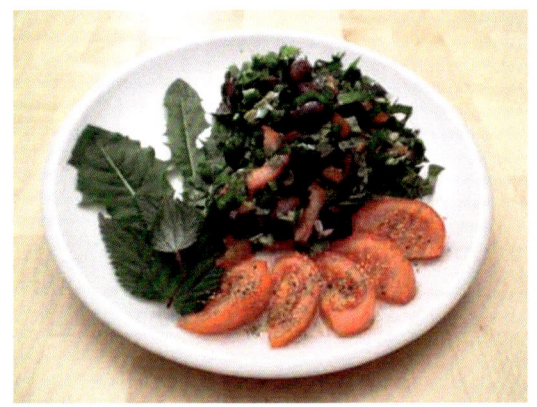

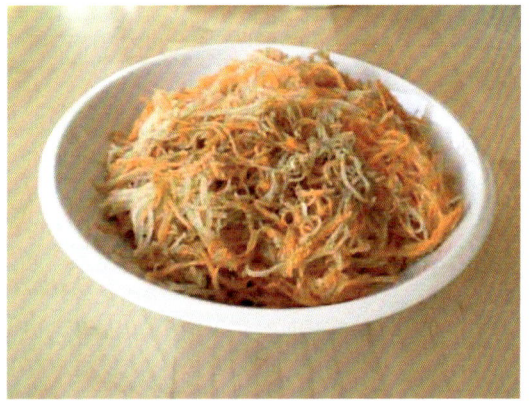

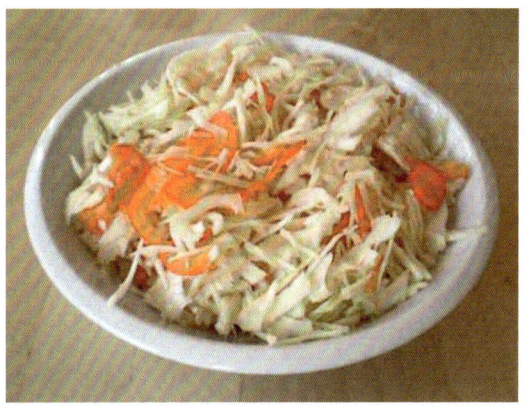

Lauchsalat

200 g Karotten	200 g Lauch
Rapsöl	Pfeffer
Suppengewürz	30 g Zwiebel

Zubereitung:
Die Karotten in Scheiben schneiden. Den Lauch und die Zwiebel in feine Stücke schneiden und mit den anderen Zutaten vermischen. Ausreichend für mehrere Portionen.

Marinierte Pilze

500 g Champignons	30 g Zwiebel
1 Orange	Olivenöl
Currypulver	Saft einer halben Orange
Salz	Pfeffer

Zubereitung:
Die Champignons, die Zwiebel und die Orange klein schneiden und mit den restlichen Zutaten vermischen. Ausreichend für mehrere Portionen.

Selleriesalat

500 g Sellerie	3 Mandarinen
150 g Walnüsse	Pfeffer
Salz	Sonnenblumenöl

Zubereitung:
Den Sellerie fein raspeln und mit den Mandarinenstücke, sowie den Walnüssen vermischen. Danach die anderen Zutaten hinzufügen. Ausreichend für mehrere Portionen.

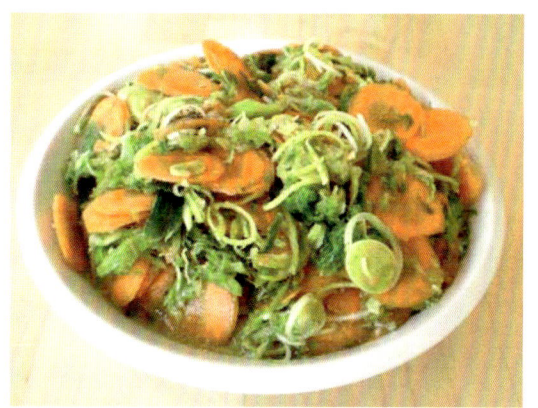

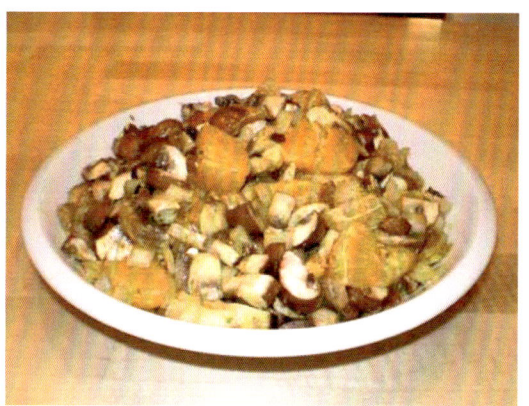

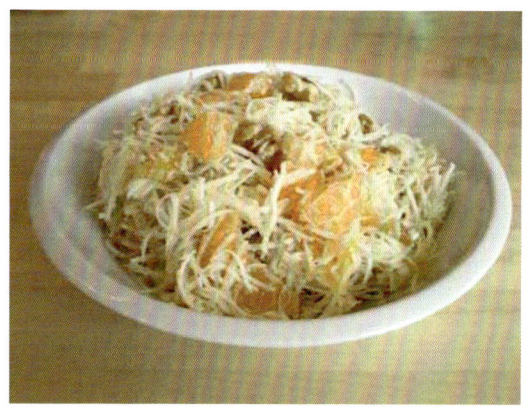

Avocadosalat

2 Avocado	2 Tomaten
Salz	Rapsöl
Chilipulver	50 g Gurke

Zubereitung:
Das Fruchtfleisch der Avocados mit der Gabel zerkleinern. Die Tomaten und die Gurke in kleine Stücke schneiden und mit den anderen Zutaten in den Avocadobrei unterrühren. Dieser Salat ist auch sehr gut als Belag für Rohkostbrote geeignet.

Brokkoli-Karotten-Salat

250 g Brokkoli	250 g Karotten
Saft einer Zitrone	Leinöl
Suppengewürz, Salz, Pfeffer	

Zubereitung:
Die Karotten und den Brokkoli in einer Küchenmaschine fein raspeln und mit den anderen Zutaten vermischen. Vor dem Essen zwei Tage im Kühlschrank reifen lassen. Ausreichend für mehrere Portionen.

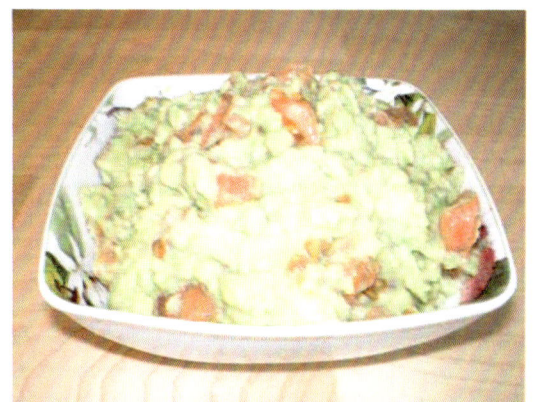

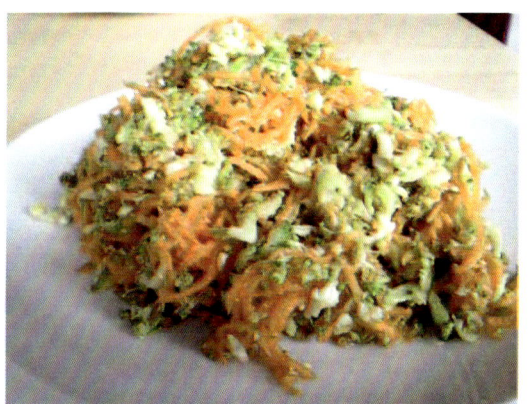

Salatsoßen

Grüne Soße

200 g Cashewkerne   300 ml Wasser

2 EL Rapsöl   3 TL Suppengewürz

Saft einer Zitrone

50 g Kräutermischung (Petersilie, Schnittlauch, Kerbel, Kresse, Pimpinelle, Sauerampfer, Borretsch)

Zubereitung:
Alle Zutaten im Mixer zerkleinern.

Schnelle Salatsoße

20 ml Leinöl   50 g Zwiebel

1 TL Suppengewürz   10 g Agavendicksaft

Pfeffer   Salz

30ml Wasser   Schnittlauch

3 Blätter Salbei   Saft einer halben Zitrone

Zubereitung:
Die Zwiebel und die Kräuter klein schneiden und mit den anderen Zutaten vermischen.

Schnittlauchsoße mit Senf

200 g Cashewkerne   Wasser

2 EL Leinöl   Salz

Schnittlauch   Saft einer halben Zitrone

gekeimte Senfsaat, oder fertigen Senf

Zubereitung:
Alle Zutaten im Mixer zerkleinern.

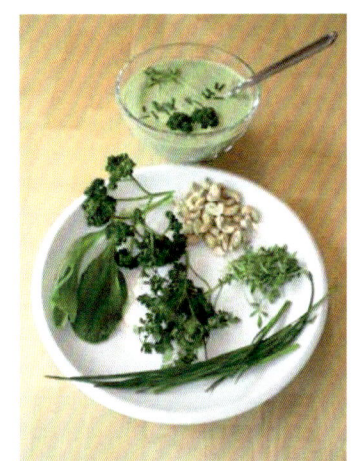

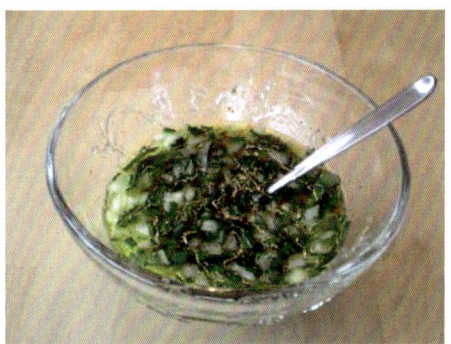

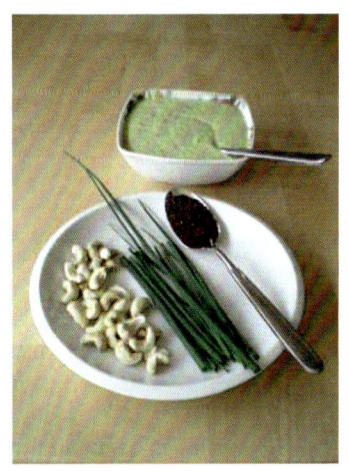

Tomatensoße

20 ml Leinöl	20 g Zwiebel
1 EL Suppengewürz	Basilikum
Pfeffer	Salz

1 Zitrone (Saft), 500 g Tomaten, 60 g Kastanienmehl

Zubereitung:
Alle Zutaten in einen Mixer geben und zerkleinern.

Mandelsoße

150 g Mandeln	25 g Kokosflocken
250 ml Wasser	Bund Schnittlauch
Petersilie	5 Datteln
30 g Sonnenblumenöl	Saft einer Zitrone
Salz	1 TL Suppengewürz
20 g Zwiebeln	

Zubereitung:
Alle Zutaten in einen Mixer geben und zerkleinern.

Feigensoße   Süß-Scharf

6 eingeweichte Feigen	100 g gemahlene Braunhirse
3 Peperoni	Chilipulver
1 Saft einer Zitrone	Pfeffer
350 ml Wasser	1 TL Suppengewürz

Zubereitung:
Alle Zutaten in einen Mixer geben und zerkleinern. Variation: die Anzahl der Feigen verdoppeln und als Soße für einen Obstsalat verwenden.

www.vegan-sport.de

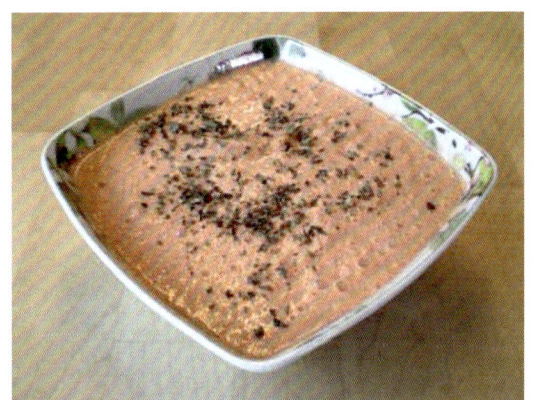

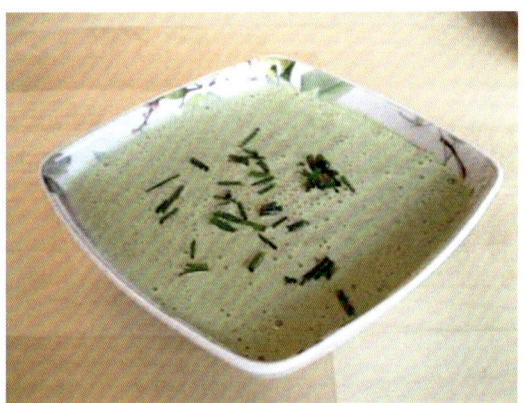

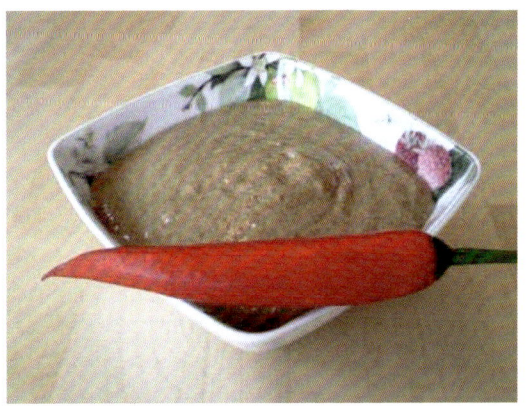

Selleriesoße

150 g Sellerie	100 g Walnüsse
Saft einer Zitrone	3 EL Rapsöl
1 EL Suppengewürz	400 ml Wasser
50 g Kastanienpulver	

Zubereitung:
Alle Zutaten in einen Mixer geben und zerkleinern.

Senf - Kastaniensoße

100 g Kastanienpulver	50 ml Sonnenblumenöl
20 g Senf	150 ml Wasser
Saft von 2 Limettten	Petersilie
Salz	2 Salbeiblätter
1 EL Suppengewürz	

Zubereitung:
Alle Zutaten in einen Mixer geben und zerkleinern.

Dill - Mandelsoße

200 g Mandeln	1 Gurke
Wasser	Bund Dill
30 g Rapsöl	Saft einer Zitrone
Salz	1 TL Suppengewürz

Zubereitung:
Die Gurke fein raspeln. Die anderen Zutaten in einen Mixer geben und zerkleinern. Die Zutaten aus dem Mixer und die Gurke vermischen.

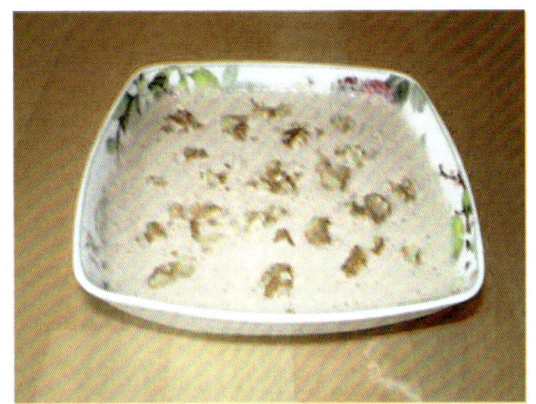

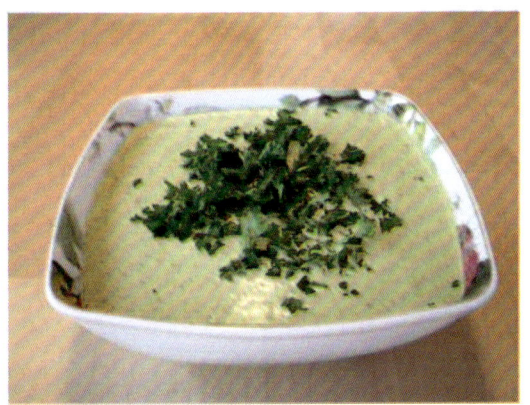

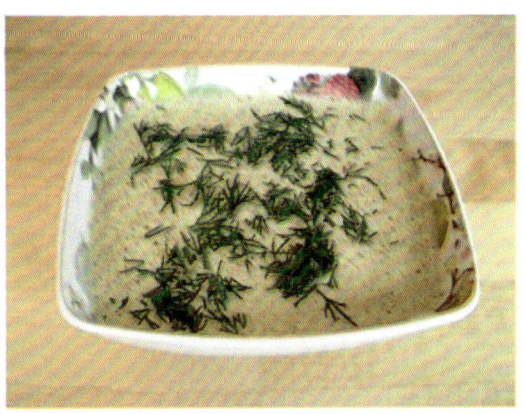

Dips / Aufstriche / Senf

Schnittlauchdip

200 g Mandeln

3 EL Leinöl

100 g Schnittlauch

1 Peperoni

Wasser

1 TL Suppengewürz

Saft einer Zitrone

Zubereitung:
Alle Zutaten im Mixer zerkleinern.

Tomatendip

250 g Karotten

3 EL Rapsöl

2 TL Suppengewürz

150 g getrocknete Tomaten

Saft einer halben Zitrone

Pfeffer

Zubereitung:
Die getrockneten Tomaten in etwas Wasser einweichen. Danach alle Zutaten im Mixer zerkleinern.

Sonnenblumenkernedip

200 g Sonnenblumenöl

Wasser bei Bedarf

Saft einer Zitrone

300 g gekeimte Sonnenblumenkerne

20 g Senf

20 g Apfelessig

10 g Salz

Zubereitung:
Alle Zutaten im Mixer zerkleinern.

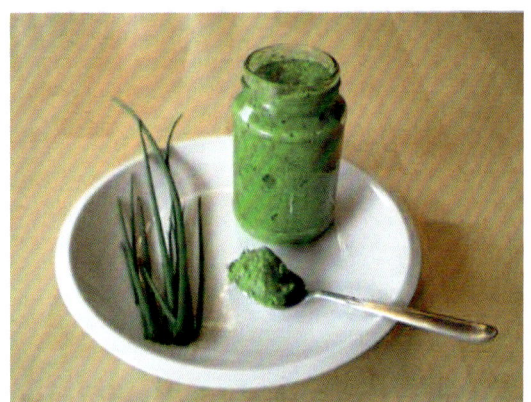

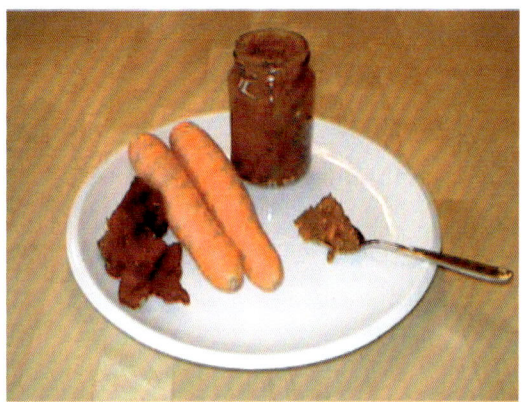

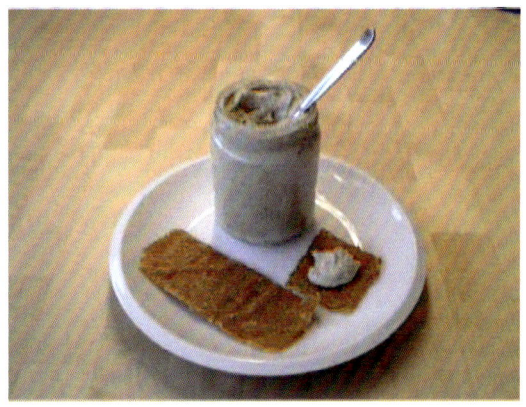

Bärlauch-Pesto

100 g Mandeln	Salz
3 EL Olivenöl	Saft einer Zitrone
200 g gekeimte Sonnenblumenkerne	Wasser bei Bedarf

Zubereitung:
Alle Zutaten im Mixer zerkleinern.

Aufstrich – Paprika/Pilze *Quelle: 2*

3 TL Miso	Salz
1 rote Paprikaschote	½ TL Paprikapulver
150 g gekeimte Sonnenblumenkerne	

Zubereitung:
Alle Zutaten mit einem Pürierstab zerkleinern.

Aufstrich – Curry *Quelle: 2*

1 gelbe Paprikaschote	½ TL Kurkuma
1 TL Currypulver	Salz
150 g gekeimte Sonnenblumenkerne	3 TL Miso

Zubereitung:
Alle Zutaten mit einem Pürierstab zerkleinern.

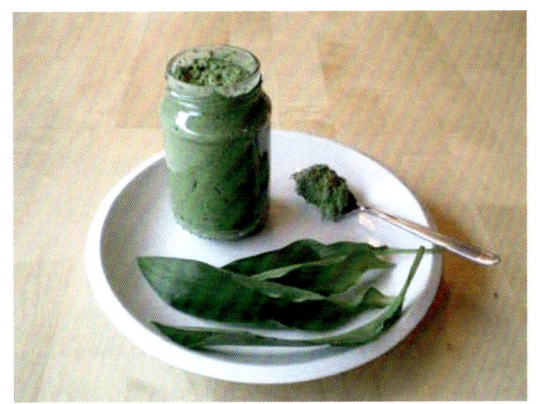

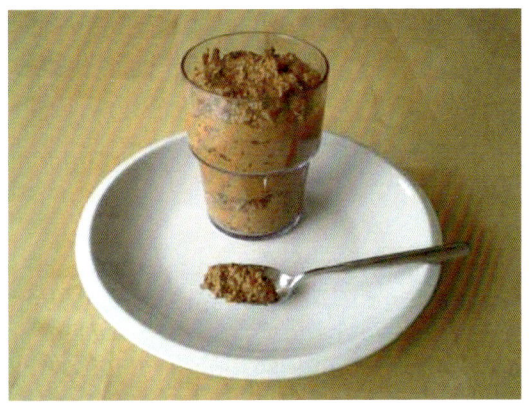

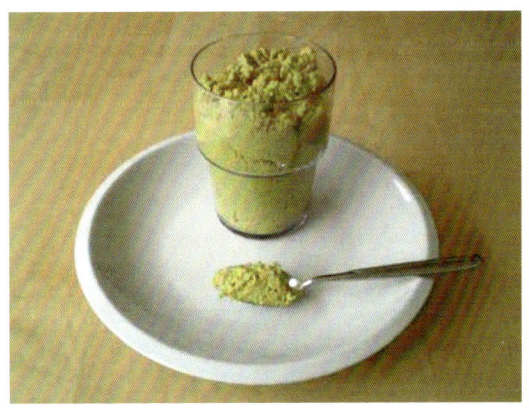

Aufstrich – Kräuter   *Quelle: 2*

3 TL Miso	1 grüne Paprikaschote
Salz	¼ Tasse frische Petersilie
8 frische Basilikumblätter	150 g gekeimte Sonnenblumenkerne

Zubereitung:
Alle Zutaten mit einem Pürierstab zerkleinern.

Senf

60 ml Wasser	50 g Senfmehl
10 g Agavendicksaft	5 g Salz
30 ml Apfelessig	1 ½ TL Kurkuma

Zubereitung:
Alle Zutaten im Mixer vermischen. Die typische gelbe Farbe erhält der Senf durch Kurkuma (Unterschied rechtes und linkes Glas). Nach der Herstellung wegen der starken Schärfe den Senf einige Wochen ruhen lassen. Der Senf ist einige Monate haltbar.

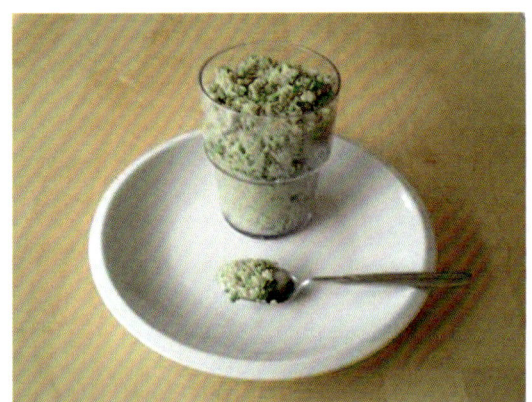

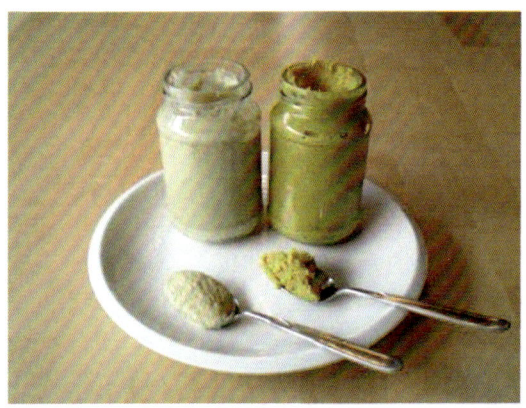

Kräcker

Möhrenkräcker

300 g Karotten   500 ml Wasser

1 EL Salz   400 g Leinsaat

400 g gekeimte Sonnenblumenkerne

Zubereitung:
Alle Zutaten in einem Mixer zerkleinern und auf einem Rost eines Dörrgerätes ausbreiten. Danach die ausgestrichene Masse in Stücke schneiden und in dem Dörrgerät bei maximal 40 Grad trocknen.

Tomatenkräcker

10 Tomaten   2 Peperoni

2 rote Paprika   ½ Zwiebel

1 ½ Tassen Leinsaat, gemahlen   1 EL Salz

1 TL Suppengewürz

Zubereitung:
Alle Zutaten in einem Mixer zerkleinern und auf einem Rost eines Dörrgerätes ausbreiten. Danach die ausgestrichene Masse in Stücke schneiden und in dem Dörrgerät bei maximal 40 Grad trocknen.

Getrocknete Tomaten

Tomaten   Salz

Thymian   Basilikum

Zubereitung:
Die Tomaten in kleine Stücke schneiden und Salz, Thymian und Basilikum darauf geben. In dem Dörrgerät bei maximal 40 Grad trocknen.

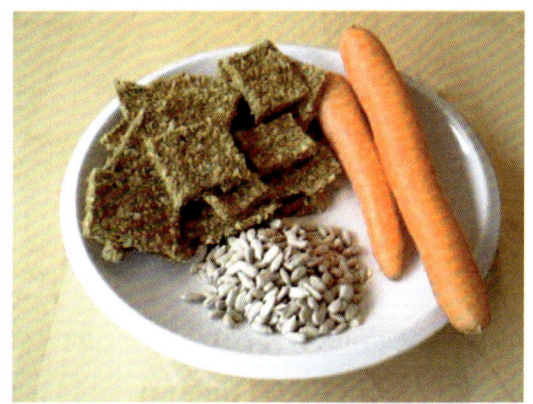

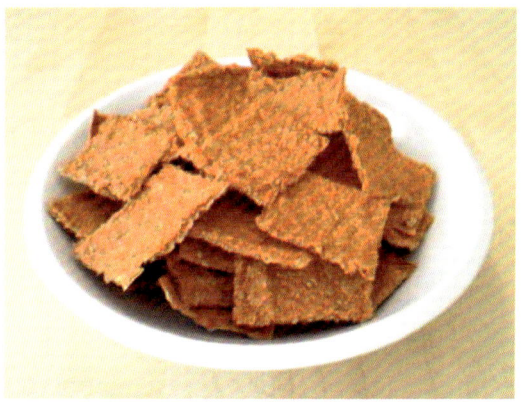

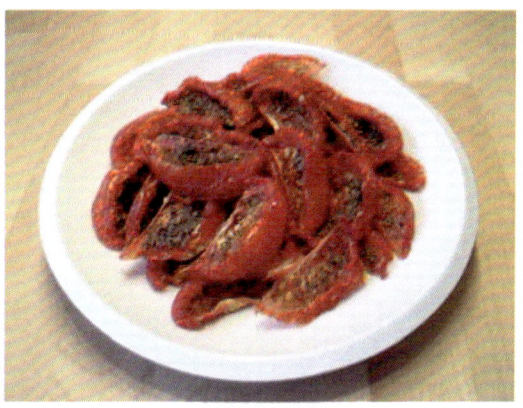

Getrocknete Zucchini

Zucchini   Salz

Paprikapulver   Chilipulver

Sonnenblumenöl

Zubereitung:
Die Zucchini in dünne Scheiben schneiden und mit dem Gemisch aus Salz, Öl und den Gewürzen bestreichen. In einem Dörrgerät bei maximal 40 Grad trocknen.

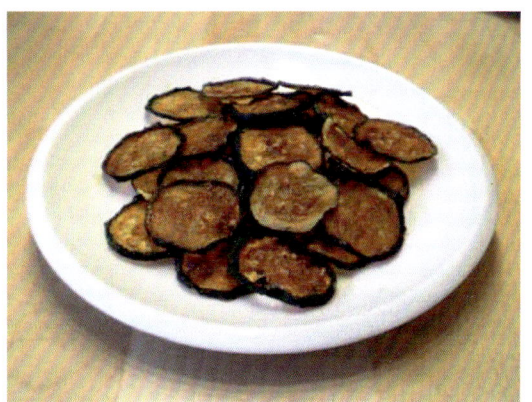

Milchsäuregärung bei Gemüse

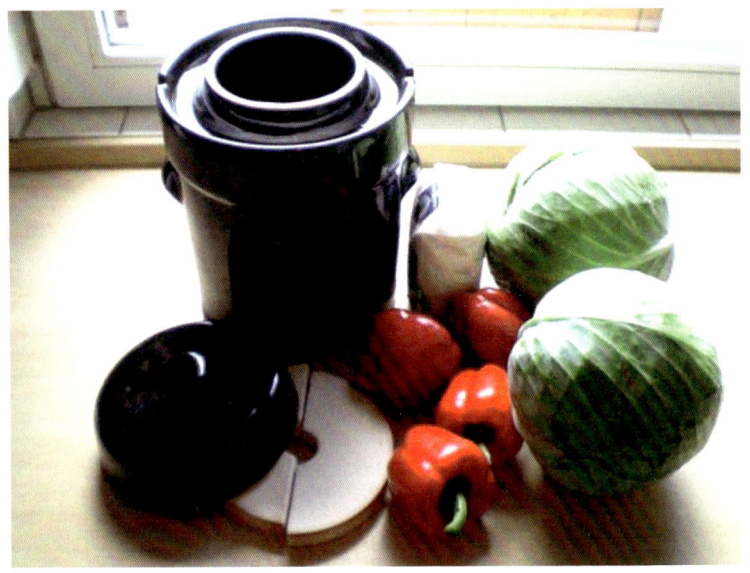

Gärtopf mit Wasserrinne

Bestimmte Bakterien, die Milchsäure als Endprodukt ihres Stoffwechsels erzeugen, nennt man Milchsäurebakterien.

Die Milchsäure wirkt konservierend. Die Michsäuregärung ist eine der ältesten biologischen Konservierungsmethoden. Milchsäurebakterien setzen dabei den im Gemüse enthaltenen Zucker in Milchsäure um. Das bekannteste milchsauervergorene Lebensmittel ist Sauerkraut.

Neben Weißkraut sind aber noch weitere Gemüse geeignet, wie z.B. Rotkraut, Brokkoli, Gurken, Kürbis, Möhren, Zwiebel. Milchsauervergorene Lebensmittel regen den Stoffwechsel an und verbessern die Verdauung.

Herstellung

Für die Herstellung wird ein Gärtopf benötigt. Am besten ein Gärtopf mit Deckel und einer Wasserrinne. Damit wird ein luftdichter, hygienischer Verschluss hergestellt.

Pro Kilogramm Gemüse 10 g Salz hinzufügen.

In den Gärtopf kommt abwechselnd Gemüse und Salz hinein. Das Gemüse so lange stampfen bis Zellsaft austritt. Wenn der Gärtopf zu ca. 80% gefüllt ist, die Beschwerungssteine auf das Gemüse legen.

Sollte keine Lake über den Steinen vorhanden sein, mit abgekochtem und abgekühltem Salzwasser (15 g Salz pro Liter) auffüllen.

Bei Zimmertemperatur 2-3 Tage stehen lassen.
Anschließend an einen kühlen Ort stellen (15-18 Grad Raumtemperatur).
Nach 4-6 Wochen kann man das vergorene Gemüse essen. Ist das Gemüse zu salzig/sauer, dann in ein Haarsieb geben und mit Wasser kurz durchspülen.

Sauerkrautsalat

Je 1/3 Sauerkraut, gekeimte Erbsen, gekeimte Kichererbsen

30 g Zwiebel	1 EL Rapsöl
Salz	Pfeffer
Knoblauch	

Zubereitung:
Die Zwiebel und den Knoblauch zerkleinern und mit allen Zutaten vermischen. Für eine Portion.

Sauerkraut-Karotten-Salat

100 g Sauerkraut	80 g Karotten
20 g Zwiebeln	1 Apfel
Salz	Pfeffer
2 EL Leinöl	Feldsalat

Zubereitung:
Den Apfel und die Karotten in feine Streifen schneiden und mit allen Zutaten vermischen. Ausreichend für mehrere Portionen.

Sauerkraut mit Paprika

5 kg Weißkraut	4 Paprika
90 g Salz	

Zubereitung:
Das Weißkraut fein hobeln und die Paprika in kleine Stücke schneiden. Mit dem Salz vermengen und gären lassen. Die Vorgehensweise siehe Herstellung.

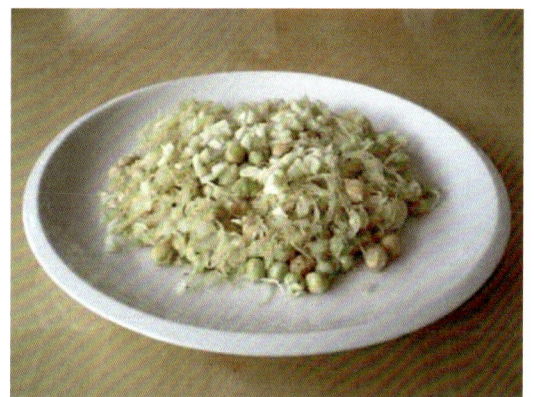

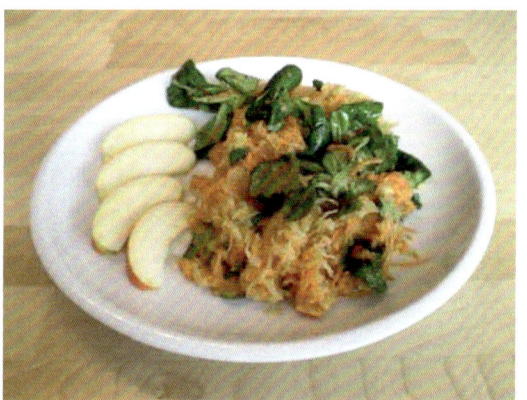

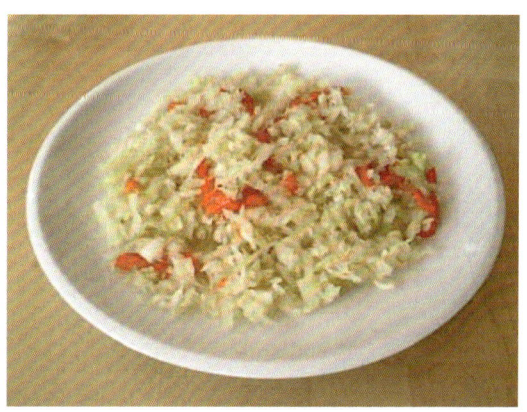

Bunter Gemüsetopf

3 kg Karotten

3 Gemüsezwiebeln

80 g Salz

1 kg Brokkoli

150 g Ingwer

1,5 Liter Wasser

Zubereitung:
Das Gemüse in einer Küchenmaschine in mittelgroße Stücke zerkleinern. Die Zwiebeln und den Ingwer in Streifen schneiden. Mit dem Salz vermengen und gären lassen. Die Vorgehensweise siehe Herstellung.

Kürbis mit Zwiebel

2,7 kg Kürbis

300 g Zwiebel

Salz

Wasser

Zubereitung:
Die Kürbisse in einer Küchenmaschine klein raspeln und die Zwiebel in kleine Stücke schneiden. Mit dem Salz vermengen und gären lassen. Die Vorgehensweise siehe Herstellung.

Rotkraut mit Äpfel

3 kg Rotkraut

400 g Äpfel

Salz

Wasser

Gewürznelken

Zubereitung:
Das Rotkraut fein hobeln und die Äpfel in dünne Streifen schneiden. Mit dem Salz und den Gewürznelken vermengen und gären lassen. Die Vorgehensweise siehe Herstellung.

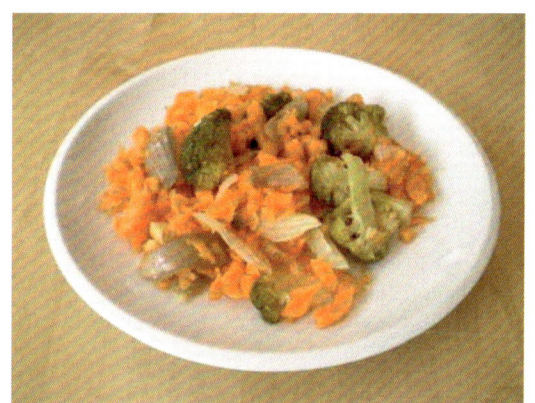

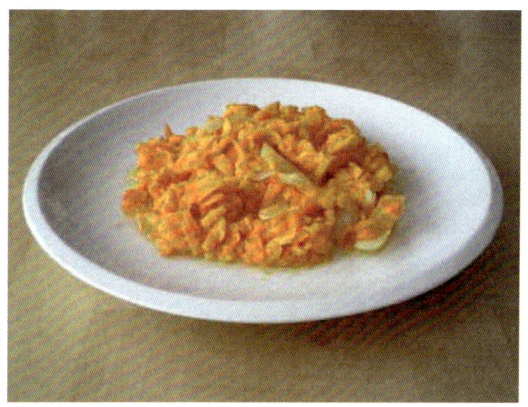

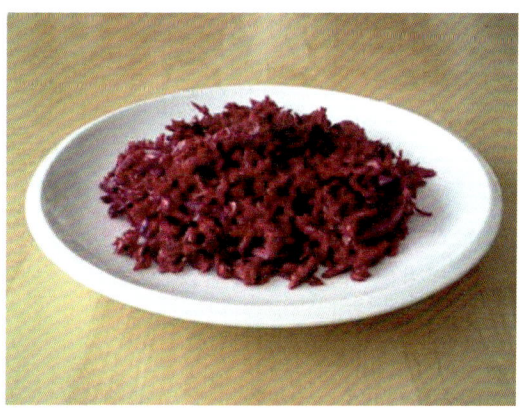

Funktionelles Fitnesstraining

Unter einem funktionellen Fitnesstraining verstehe ich das Training aller Muskeln und nicht nur der Muskeln, die beim Ausdauertraining sowieso genutzt werden. Aufgrund meiner verschiedenen Wettkampfvorbereitungen habe ich es immer als eine bedeutsame Bereicherung empfunden.

Weshalb ist diese Trainingsform wichtig?

1. Jeder, der eine Sportart ausübt, trainiert oft nur bestimmte Muskelgruppen. Dies kann aber dazu führen, dass langfristig muskuläre Dysbalancen entstehen. Als Folge können sich z.B. Fehlbelastungsschäden ergeben.

2. Je länger der Wettkampf, umso wichtiger ist es eine gleichmäßig gestärkte Muskulatur zu besitzen. Besonders wichtig ist eine starke Rumpfmuskulatur, da sie eine bedeutende Grundlage für das ausdauernde Schwimmen, Radfahren und Laufen ist.

3. Durch eine unzureichende Beweglichkeit ist eine erhöhte Verletzungsanfälligkeit vorhanden.

Deshalb sollte zusätzlich zum Ausdauertraining die Kräftigung der Rumpfmuskulatur und anderer Muskelgruppen gezielt durchgeführt werden.

www.vegan-sport.de

Auf den folgenden Seiten habe ich einige Beispiele der wichtigsten Übungen zum Training der Bauch- und Rückenmuskeln aufgeführt.

Zusätzlich ist es wichtig die einzelnen Muskeln zu dehnen, um z.B. eine verkürzte Muskulatur zu verhindern.

Übungshinweis

Je nach Ausgangssituation/ Fitness sollte die passende Mixtur aus Anspannung und Erholung beim Übungsablauf gewählt werden. Folgenden Rhythmus kann ich empfehlen:

Einsteiger

Die Übungen 20 Sekunden ausführen.

Danach 40 Sekunden Pause.

Fortgeschrittene

Die Übungen 40 Sekunden ausführen.

Danach 20 Sekunden Pause.

Training der Bauchmuskulatur

Seitliches Rumpfbeugen

Ausführung:

Den Körper seitlich legen, so dass er eine Linie bildet. Die Knie übereinander legen, Becken und Schultern senkrecht halten. Fällt die Übung leicht, ist im Normalfall einer dieser drei Punkte nicht erfüllt.

Mit den übereinander liegenden Füßen Halt finden.

Hände über dem Kopf verschränken.

Den Oberkörper langsam seitlich anheben (Becken senkrecht lassen!) und wieder senken. Den Übungsablauf wiederholen.

Beine rechts / links

Ausführung:

Auf den Rücken legen und Arme seitwärts ausstrecken. Die Beine an den Knien und den Hüften rechtwinklig halten. Beide Knie zusammen halten. Die Beine abwechselnd nach rechts und links beugen ohne den Boden zu berühren.

Rumpfbeugen

Ausführung:

Auf den Rücken legen, die Beine an den Knien und den Hüften rechtwinklig halten. Die Fersen auf einem Stuhl oder ähnlichem ablegen.

Hände an den Kopf halten oder die Arme vor der Brust kreuzen. Oberkörper langsam aufrichten und langsam zurück ohne den Boden zu berühren. Den Übungsablauf wiederholen.

www.vegan-sport.de

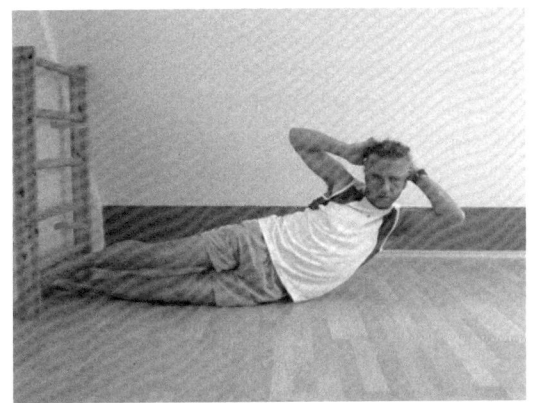

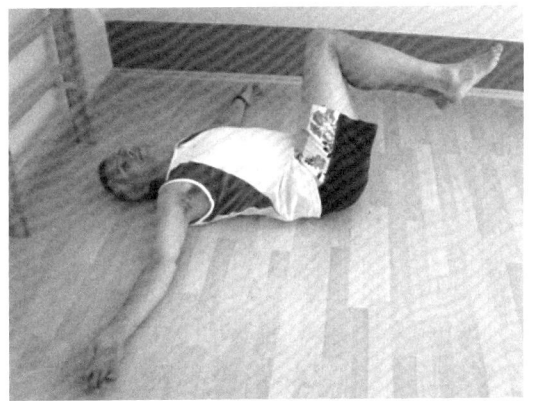

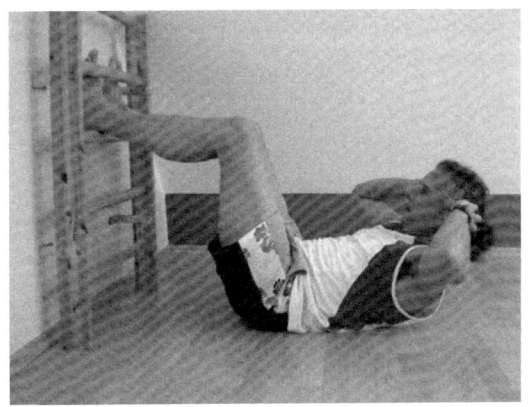

Rumpfbeugen

Trainingsvariante für die schräge Bauchmuskulatur

Ausführung:

Auf den Rücken legen, die Beine an den Knien und den Hüften rechtwinklig halten. Die Fersen ablegen.

Hände zusammenlegen und abwechselnd am linken und rechten Knie vorbeiführen und dabei den Oberkörper aufrichten.

Langsam zurück, Seitenwechsel, und wiederholen.

Training der Rückenmuskulatur

Beine strecken in Bauchlage

Ausführung:

Mit dem Bauch auf eine Kiste legen, so dass der Beckenknochen vor der Kiste liegt. Mit den Händen einen Halt finden und beide Beine anheben.

Die Beine oben halten oder langsam auf und ab bewegen ohne dabei den Boden zu berühren.

Wenn die Muskulatur gestärkt ist, kann man Gewichte an den Füssen befestigen, um den Trainingseffekt zu erhöhen.

Oberkörper in Bauchlage aufrichten

Ausführung:

Mit dem Becken auf eine Kiste legen. Der Beckenknochen soll an der Kante der Kiste liegen. Mit den Füßen Halt finden.

Hände an den Kopf halten und den Oberkörper abwechselnd langsam auf und ab bewegen ohne den Boden zu berühren.

Bei der Aufwärtsbewegung über die Waagerechte nicht hinausgehen.

Wenn die Muskulatur gestärkt ist, kann man ein Gewicht in den Nacken legen.

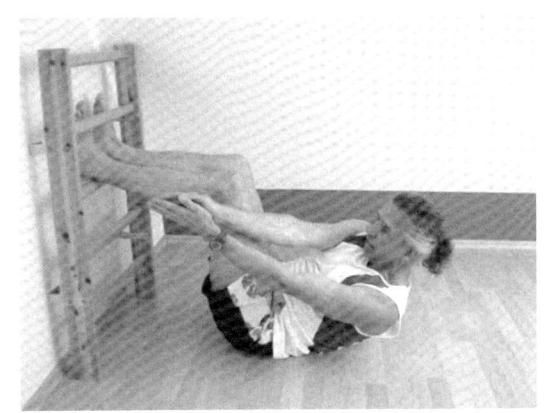

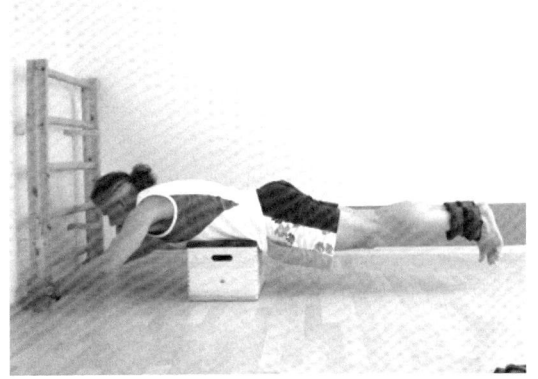

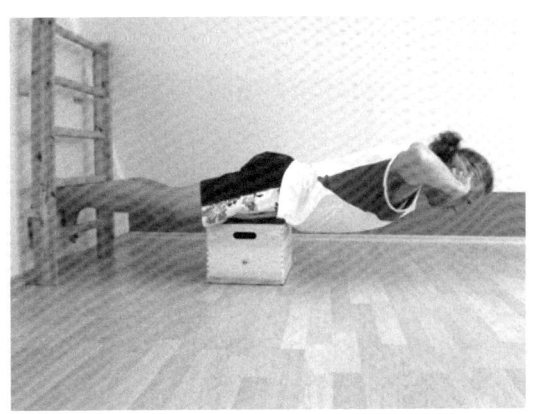

Training der Armmuskulatur

Armstütze

Ausführung:

Mit den Händen auf einer Kiste abstützen, mit den Füßen Halt finden und den Körper ganz langsam absenken ohne den Boden zu berühren.

Danach den Körper wieder hoch drücken. Den Übungsablauf wiederholen.

Wenn die Muskulatur gestärkt ist, kann man ein Gewicht in den Schoß legen.

Liegestütz

Ausführung:

Bein- und Rumpfmuskulatur anspannen. Das Körpergewicht auf die Zehen und die Hände verteilen.

Den Oberkörper aufrichten. Auf die Körperspannung achten - der Körper sollte eine gerade Linie sein.

Oberkörper langsam absenken ohne den Boden zu berühren. Den Übungsablauf wiederholen.

Wenn die Muskulatur gestärkt ist, kann man die Füße erhöht ablegen.

Training der Beinmuskulatur

Adduktoren (Oberschenkelinnenseite)

Ausführung:

Seitlich auf den Boden legen. Becken und Schulter senkrecht.

Die Arme vor den Oberkörper halten.

Das obere Beine hochheben und oben lassen.

Das untere Bein zum oberen Bein hin hochheben und langsam absenken ohne den Boden zu berühren. Den Übungsablauf wiederholen. Wenn die Muskulatur gestärkt ist, kann man Gewichte an den Füßen befestigen.

www.vegan-sport.de

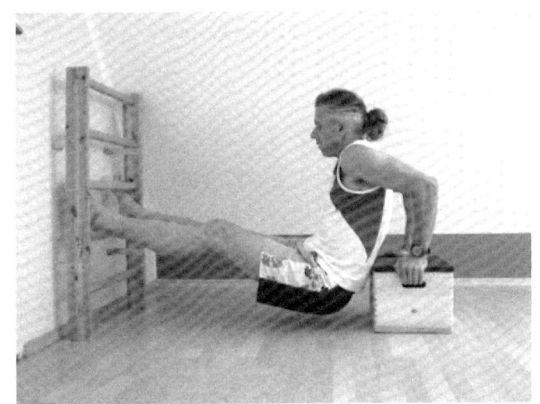

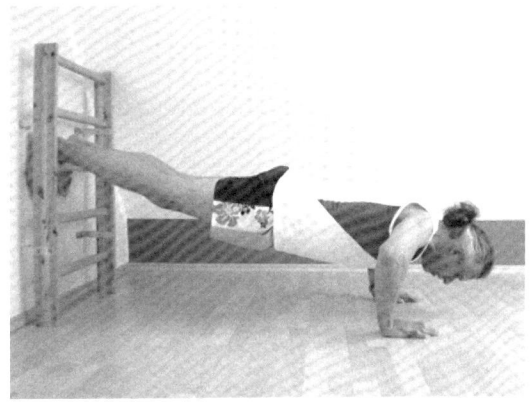

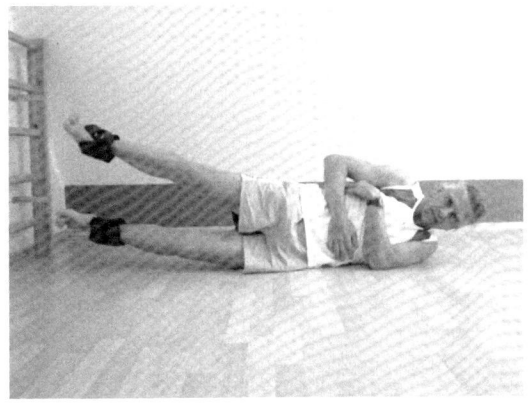

Abduktoren (Oberschenkelaußenseite)

Ausführung:

Seitlich auf den Boden legen. Den unteren Arm anwinkeln, unteres Bein und Rumpfmuskulatur anspannen und Körper aufrichten. Das obere Bein langsam auf und ab bewegen ohne das untere Bein zu berühren. Den Übungsablauf wiederholen.

Wenn die Muskulatur gestärkt ist, kann man ein Gewicht an dem oberen Fuß befestigen.

Abduktoren (Oberschenkelaußenseite) auf einem Aerostep

Ausführung:

Auf den Aerostep mit einem Bein stellen. Das andere Bein mit einem Zusatzgewicht versehen und nach Außen bewegen. Wieder zurück zum anderen Bein, ohne sich abzustützen. Den Übungsablauf wiederholen.

Da der Aerostep für das Standbein keinen festen Halt bietet - wird zusätzlich zu den Abduktoren - auch die Balance und Fuß-muskulatur trainiert.

Training der Ganzkörperspannung

Ausführung:

Mit den Händen an der Kante einer Kiste abstützen (auf festen Stand dieser Kiste achten). Die Ellebogen in den Bauch drehen.

Die gesamte Rumpfmuskulatur und die Beinmuskulatur anspannen. Dabei langsam aufrichten und den Körper möglichst waagerecht halten.

In dieser Position bleiben, so lange es geht.

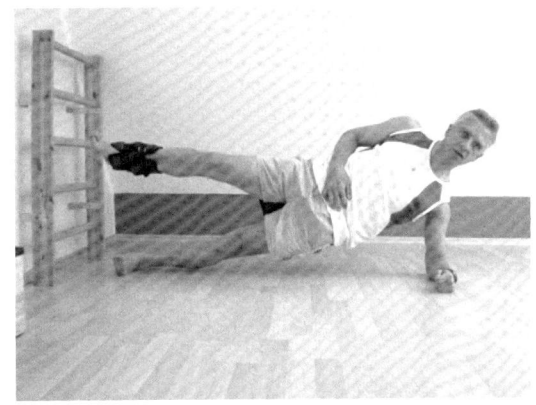

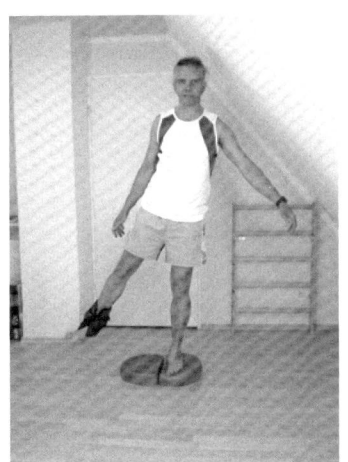

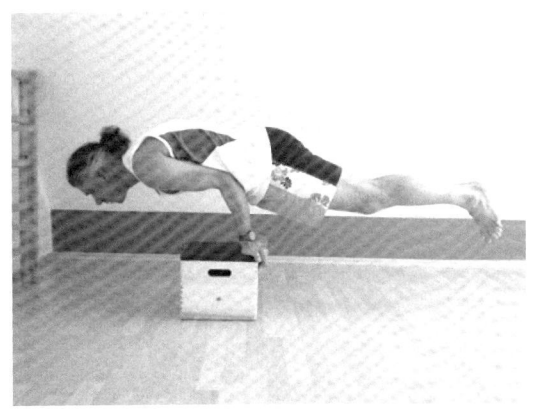

Schlusswort

Und nun?

Soll Ihre Ernährung so bleiben wie bisher?

Oder wollen Sie den Rohkostanteil in Ihrer Ernährung erhöhen?

Oder wollen Sie ganz auf Vegane Rohkost umsteigen?

Und die tägliche Bewegung?

Kein Sport?

Oder 3 mal pro Woche 30 Minuten Ausdauersport?

Oder Wettkampf orientiertes Training?

Die Vorteile einer Verbesserung sind immens. Sowohl für die Gesundheit, als auch für die persönliches Leistungsfähigkeit.
So nebenbei wird das Leiden und das Töten von Tieren vermieden und aktiver Umweltschutz betrieben. Weltweit entstehen durch die Massentierhaltung mehr klimaschädliche Gase – wie z.B. CO_2 - als durch alle Verkehrsmittel (Auto, Flugzeug, Bahn) zusammen.

In diesem Sinne viel Spaß und Erfolg beim Herausfinden welche Ernährungsweise/ Sportintensität Ihre eigenen Bedürfnisse am besten deckt.

Arnold Wiegand

Quellennachweis

Grundlagen über Vegane Rohkost

Quelle 1

Rohkost   Historische, therapeutische und theoretische Aspekte einer alternativen Ernährungsform
Dr.oec.troph. Edmund Semler, Justus-Liebig-Universität Gießen, 2006
S. 327

Quelle 2

Bundesinstitut für Risikobewertung, 14191 Berlin
Aufsichtsbehörde:
Bundesministerium für Ernährung, Landwirtschaft und Verbraucherschutz
http://www.bfr.bund.de/cm/208/verwendung_von_mineralstoffen_und_vitaminen_in_lebensmitteln.pdf

Nährstoffe

Quelle 1
Grafische Umsetzung von Ernährungsrichtlinien
– traditionelle und neue Ansätze
www.dge.de/pdf/pyramide/EU_04_2005_Sonderdruck_Pyramide.pdf

Innere Medizin Verlag: Springer, Berlin
ISBN-13: 978-3540337256   Seite 437

Quelle 2
Innere Medizin Verlag: Springer, Berlin
ISBN-13: 978-3540337256   Seite 437

Quelle 3
Das Prinzhausen-Prinzip   Seite 30
ISBN-13: 978-3940698032
KVM Der Medizinverlag

Quelle 4
Das Prinzhausen-Prinzip   Seite 30
ISBN-13: 978-3940698032
KVM Der Medizinverlag

Quelle 5
www.sgsm.ch/ssms_publication/file/220/6-2005-4.pdf   Schweizerische Zeitschrift für «Sportmedizin und Sporttraumatologie» 53 (4), 179–184, 2005   Beat Knechtle Gesundheitszentrum, St. Gallen

Ergogene Substanzen im Ausdauersport, Seite 39 ff
ISBN-13: 978-3638725033   GRIN Verlag

Quelle 5.1
Vegan + Sport, BOD, ISBN 3-8334-4129-1 Seite 98

Quelle 5.2
Essentielle Spurenelemente: Klinik und Ernährungsmedizin
Springer Verlag, ISBN 978-3211208595 S. 1, 39, 115, 131

Aktuelle Sportphysiologie. Leistung und Ernährung im Sport
Karger Verlag, ISBN 978-3805574570 S. 206, 230, 234

Quelle 5.3
Ernährungsstrategie im Ausdauersport
BOD, ISBN 978-3833420719 S. 15-17

Klinische Pathophysiologie
Thieme Verlag, ISBN 978-3134496093 S. 208

Quelle 5.4
Vegamin-Power: Bioaktive Schutzstoffe aus Obst, Gemüse & Co
Schlütersche, ISBN 978-3899935356 S. 88

Handbuch Nähr-und Vitalstoffe.
Constantia Verlag, ISBN 978-3980632508 S. 135

Dr. Med. John Switzer   http://ein-langes-leben.de
Lebendiges Chlorophyll: Grünes Elixier
für Gesundheit und Wohlbefinden

http://de.wikipedia.org/wiki/Chlorophyll

Quelle 6
www.bls.nvs2.de   Bundeslebensmittelschlüssel (BLS II.3.1).
Die große vegane Nährwerttabelle Katharina Petter, Tobias Pohlmann
Lebensmitteltabelle für die Praxis   ISBN 3-8047-1142-1

Quelle 7
www.biothemen.de/Qualitaet/algen/wakame-nori-kombu.html#wakame

Quelle 8
www.zeit.de/2007/34/Stimmts-Bohnen
www.klzh.ch/faq/detail.cfm?id=51
http://de.wikipedia.org/wiki/Liste_giftiger_Pflanzen

Rezepte

Quelle 1
Rezept Dattelkekse   vollwertkochbuch.de

Quelle 2
Leben mit Green Star   Seite 105
ISBN 3000131817

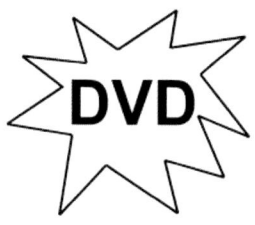

Arnold Wiegand wird bei seinem Training und seiner Ernährung in der Vorbereitung für die Weltmeisterschaft im Triple-Ultra Triathlon 2010 in Lensahn (D) und beim Eisschwimmen begleitet. In diesem Wettkampf sind 11 km Schwimmen, 540 km Rad fahren und 126 km Laufen zu bewältigen. Der Wettkampf geht rund um die Uhr.
Die Aufnahmen zeigen, welche körperlichen und mentalen Fähigkeiten unabdingbare Voraussetzung für einen solchen Wettkampf sind.
Obwohl dieser Wettkampf seit 19 Jahren ausgerichtet wird, haben erst ca. 100 Deutsche die Ziellinie überschritten.

Sprachen   Deutsch, Englisch

Laufzeit ca. 70 Minuten

Preis: € 14,90 inkl. Mwst.

Bezugsmöglichkeit: Direkt unter www.vegan-sport.de

oder bei den unter www.vegan-sport.de

genannten Versandhändlern.

DVD

Vegane Ernährung
Ausdauersport

Arnold Wiegand

ROH-VEGAN + SPORT

Mit Veganer Rohkost zum Triathlon über die 3-fache Ironmandistanz

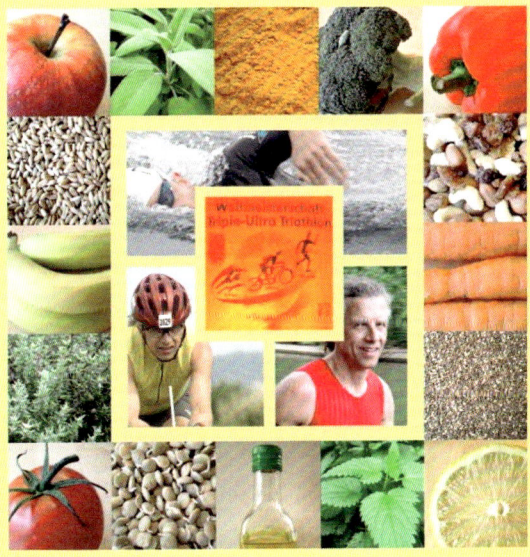